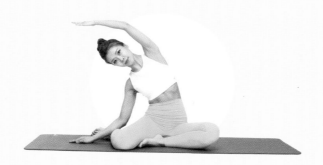

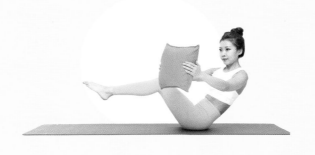

바르고 건강한 몸을 만드는

어디서나 필라테스

바르고 건강한 몸을 만드는
어디서나 필라테스

펴낸날 초판 1쇄 2019년 4월 30일

지은이 백민경

펴낸이 강진수
편집팀 김은숙, 이가영
디자인 임수현
사진 헬로스튜디오 조은선 실장 (www.sthello.com)

인쇄 (주)우진코니티

펴낸곳 (주)북스고 | **출판등록** 제2017-000136호 2017년 11월 23일
주소 서울시 중구 퇴계로 253(충무로 5가) 삼오빌딩 705호
전화 (02) 6403-0042 | **팩스** (02) 6499-1053

ⓒ 백민경, 2019

ISBN 979-11-89612-25-2 13510

이 도서의 국립중앙도서관 출판예정도서목록(CIP)은 서지정보유통지원시스템 홈페이지(http://seoji.nl.go.kr)와
국가자료공동목록시스템(http://www.nl.go.kr/kolisnet)에서 이용하실 수 있습니다.(CIP제어번호:CIP2019015541)

책 출간을 원하시는 분은 이메일 booksgo@naver.com로 간단한 개요와 취지, 연락처 등을 보내주세요.
Booksgo는 건강하고 행복한 삶을 위한 가치 있는 콘텐츠를 만듭니다.

체형교정과 슬림하고 탄탄한 몸을 위한 일상생활 필라테스

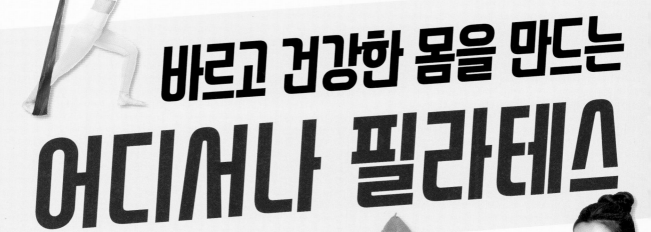

바르고 건강한 몸을 만드는
어디서나 필라테스

백민경 지음

매일매일
4주 완성

SNS 인기
필라테스 강사

Booksgo

나에게
필라테스란

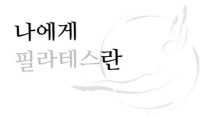

안녕하세요. 백민경입니다.

저는 어릴 때부터 운동을 좋아했습니다. 하지만 운동을 가르치는 일이 제 직업이 될 거란 생각은 하지 못했습니다. 그래서 남들처럼 평범하게 회사를 다니는 직장인이 되었습니다.

그러던 어느 날 갑자기 직업이 바뀌었습니다. 평소처럼 직장을 다니고 있었고 운동이 하고 싶어 빨리 퇴근을 해야겠다는 생각이 점점 더 커져가던 그런 날이었습니다. 그 순간 내가 좋아하는 일을 하면서 살면 되겠다는 생각이 들었고 여기까지 왔습니다.

회사를 그만두겠다고 했을 때 부모님의 반대가 심할 것이라 생각했습니다. 하지만 저의 계획을 충분히 설명했고 부모님께 반대가 아닌 응원을 받아 자신감이 생겼습니다. 좋아하는 필라테스를 직업으로 갖게 되자 '나는 무엇이든 해낼 수 있다'고 생각하게 되었습니다. 저를 믿어주신 부모님을 실망시키지 않기 위해 그 누구보다 노력했습니다.

제가 세운 계획대로 필라테스 교육센터에서 자격증을 따고 스스로 용돈을 벌면서 필라테스에 대한 공부를 꾸준히 했습니다. 자격증을 취득한 후에도 필라테스 관련 공부를 멈추지 않고 다양한 교육을 들었습니다. 누가 보지 않아도 홈트레이닝 영상을 SNS에 지속적으로 올렸습니다.

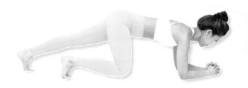

많은 사람들이 제 운동 영상을 보며 도움을 받고, 함께 운동을 시작하였습니다. 그래서 이렇게 책을 쓸 수 있는 기회도 얻게 되었습니다.

저는 건강한 삶, 건강한 몸이 건강한 마음을 줄 수 있다는 것을 깨달았습니다. 단순한 운동 동작뿐만 아니라 제가 직접 겪고 터득한 이야기를 많은 사람들에게 전달하는 책이 되었으면 좋겠습니다.

1~4주차로 이 책은 구성되어 있습니다. 꾸준히 운동한다면 분명 건강한 몸매를 얻을 수 있을 것입니다. 4주 동안 운동을 마치고 다시 돌아온 1주차 운동에서 지난달보다 더 건강한 몸과 마음을 가진 여러분을 만나게 되기를 바랍니다.

건강한 몸매 전도사
백민경

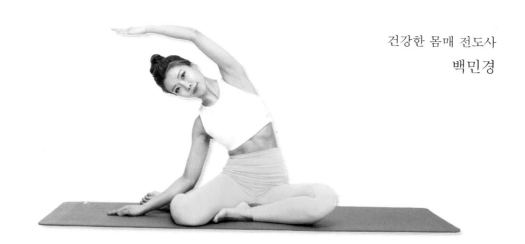

· CONTENTS ·

1주차
처음 시작하는 필라테스

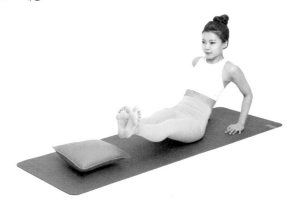

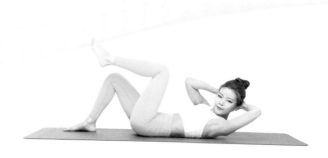

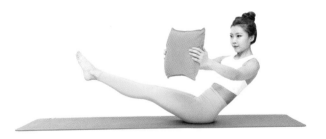

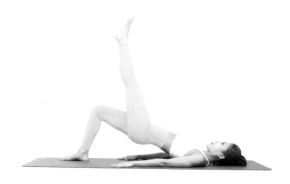

4주차
내 몸에 딱 맞는 필라테스

* 마지막 장에 운동 횟수를 기록할 수 있는 표가 포함되어 있습니다.

횟수

적혀있는 횟수만큼 동작을 해줍니다. 하지만 너무 힘들거나 통증이 있는 경우에는 조금 줄여 운동할 수 있습니다. 4주차를 마치고 다시 1주차의 운동을 할 경우에는 횟수와 시간을 늘려 진행하면 좋습니다.

조개운동

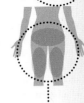

20~30회
3세트

바닥에 누워 머리부터 엉덩이까지 딱 붙인다고 생각하고 동작을 해줍니다. 완벽한 힙업을 위해 옆   벌려 옆 엉덩이에 자극

운동 부위

이 동작으로 늘이거나 강화하는 부위가 어디인지 확인합니다. 운동하는 부위에 적절한 자극이 가는지 느끼며 바르게 하고 있는지 확인할 수 있습니다.

☑ **POINT**

조개가 입을 열 듯 무릎을 열 때 무릎 사이에 끈적끈적한 껌이 있다고 생각하며 무겁게 열어준다.

포인트

이 동작을 할 때 도움이 되는 설명을 해줍니다.

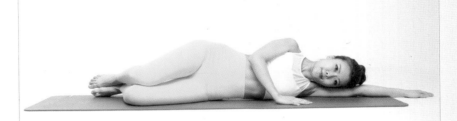

옆으로 기대 누운 자세에서 다리를 90도가 되도록 접는다.
머리부터 엉덩이, 발뒤꿈치까지 일직선이 되도록 해준다.

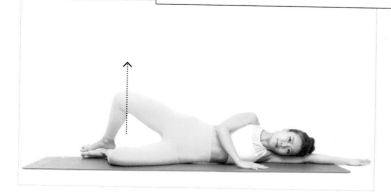

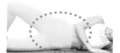

양 발 안쪽을 꽉 붙이고 **숨을 마시고 내쉬며** 무릎만 벌린다.
마치 조개처럼 열었다 닫았다 반복한다.

>> 난이도 높이는 법

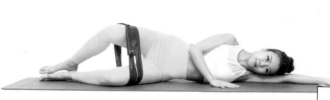

허벅지에 밴드를 묶고 저항을 주어 운동한다.

TIP.
자꾸 몸이 뒤로 넘어간다면 코어 힘이 부족하다는 뜻이다. 옆으로 기대 누운 자세에서 가만히 유지하는 것을 먼저 하는 것이 좋다.

필라테스는 어떤 운동인가요

필라테스는 독일의 '조셉 필라테스'가 만든 운동에서 시작되었습니다.

1920년경 1차 세계대전 당시 부상을 입은 군인의 치료와 재활을 위해 개발되었습니다. 이후 군인의 치료에서 나아가 잦은 부상과 통증에 시달리는 무용수의 신체 기능을 강화하는 운동법으로 진화했습니다. 최근에는 운동 부족과 신체 불균형에 시달리는 현대인의 체형교정법으로 주목받고 있습니다.

필라테스는 재활을 위한 목적으로 개발되었기 때문에 신체에 무리가 가는 격렬한 동작이 많지 않습니다. 필라테스의 동작은 주로 세밀한 근육 운동에 집중하도록 되어 있습니다. 그래서 신체 기능 강화와 체형과 자세의 교정, 몸의 밸런스를 잡는 데 효과적입니다.

필라테스는 단순한 운동이라기 보단 육체와 정신을 훈련시키는 운동법입니다. 체력과 유연성, 신체 균형과 조화를 증진시킵니다. 또 주기적인 운동을 통해 스트레스를 감소시키고, 집중력이 좋아지며 행복한 삶을 살 수 있도록 도와줍니다.

필라테스는 누구나 그리고 모두를 위한 운동입니다.

필라테스를 하면
어떤 효과가 있나요

필라테스는 사용하는 근육의 움직임에 집중하고 강도를 조절하며 정확한 동작을 이루어야 합니다. 몸의 중심이 되는 척추를 바로잡기 위하여 파워 하우스를 중심으로 운동합니다. '파워 하우스(power house)'란 복부와 등과 허리, 엉덩이 부분인 몸의 중심부를 말합니다.

필라테스는 동작마다 고유의 호흡패턴이 있습니다. 다른 운동이나 일상과는 다른 호흡법이지만 호흡과 함께할 때 운동효과를 최대화할 수 있습니다. 각 동작을 할 때는 정신을 집중해야 하고 한 동작에서 다음 동작으로 넘어가며 연결할 때는 부드럽고 유연하게 흐름을 따라 움직여야 합니다.

필라테스의 효과는 전신운동을 통하여 몸의 균형과 근력, 유연성이 증가하는 데서 확인할 수 있습니다. 자세에 균형이 잡히고 관절과 척추가 강화되어 일상에서 바르고 안정된 자세를 가지고 생활할 수 있도록 도와줍니다. 지속적으로 호흡을 하기 때문에 심폐능력과 순환기능력이 강화되는 효과도 있습니다. 규칙적인 운동으로 스트레스 감소와 긴장 해소에도 도움이 되며 꾸준히 단련한 몸과 마음이 신경과 근육이 조화를 이루어 민첩성이 향상됩니다.

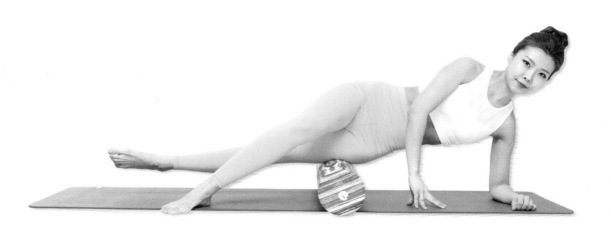

필라테스는
얼마 동안 해야 효과를 느끼나요

필라테스를 만든 조셉 필라테스는 10회 안에 효과를 느끼게 되고 20회 안에 효과를 눈으로 보게 되고 30회 안에 새로운 몸으로 태어난다고 하였습니다. 하지만 사람마다 다른 신체 능력을 가지고 있으며 주로 움직이는 방향이나 근력 등이 모두 다릅니다. 사람마다 가지고 있는 특징이 매우 다양하기 때문에 수치로 따질 수 없습니다. 운동을 얼마나 열심히 하고 오랫동안 꾸준히 하는지에 달려있습니다. 꾸준한 운동으로 건강한 몸을 가질 수 있기를 바랍니다.

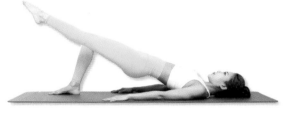

필라테스는
일주일에 몇 번 해야 하나요

몇 회 해야 하나요? 일주일에 몇 번 이렇게 지키는 것이 중요한가요?
횟수가 중요한 게 아닙니다. 꾸준히 하는 것이 정답입니다. 일주일에 2~3회씩은 꾸준히 해주는 것이 좋습니다. 운동을 하는 것도 중요하지만 어떻게 제대로 하느냐가 더 중요합니다. 운동이 처음이신 분들은 거울을 보거나 휴대폰 카메라로 촬영하면서 내가 바른 자세로 운동하고 있는지 자세히 확인하며 운동해야 합니다.

필라테스를 하면
정말 체형교정이 되나요

필라테스는 체형교정의 목적을 가지고 만들어졌기 때문에 꾸준히 운동한다면 체형교정에 효과가 있습니다. 하지만 얼마나 오랫동안 꾸준히 하는지가 훨씬 중요합니다. 오랫동안 나쁜 자세로 생활해 굽어있는 등과 허리가 운동을 한 번 했다고 해서 펴지거나 하진 않습니다. 시간과 노력을 들여 운동한 만큼 몸은 변화된다는 사실을 기억하세요.

필라테스는
어떤 사람이 해야 하나요

필라테스는 모두의 운동입니다. 아이들, 남성, 임산부, 노인 등 필라테스를 할 수 있고, 해야하는 사람은 너무 많습니다. 나이와 성별에 관계없이 누구나 즐길 수 있고 누구나 할 수 있는 운동입니다. 더 많은 분들이 필라테스로 건강한 삶을 얻을 수 있으면 좋겠습니다.

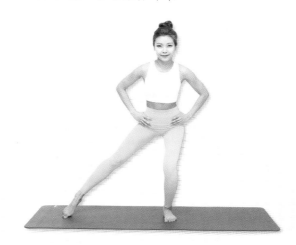

운동 루틴 **구성하기**

이 책은 각 주별로 운동할 수 있도록 구성되어 있습니다. 1주차에는 어떤 운동을 할지 맵(MAP)을 먼저 살펴보고 평일과 주말의 운동을 차근차근 따라하면 됩니다. 운동법은 1주차부터 4주차까지 단계별로 운동을 구성했습니다. 1주차에서 2주차로 갈수록 점점 난이도가 높아집니다. 그리고 4주차가 지난 후에는 다시 1주차로 돌아와 운동을 할 수 있습니다. 동일한 운동을 하되 횟수와 버티는 시간을 늘려 운동을 해주면 됩니다. 이 책은 4주 운동이 아닌 4주 패턴을 지속적으로 반복할 수 있도록 도와주는 책입니다.

또 평일과 주말, 일상 운동으로 구성되어 있습니다. 평일에는 각자 몸에 맞게 운동을 하고 주말에는 스트레칭과 마사지로 몸을 풀어줍니다. 일상 생활에서도 틈틈이 운동을 하며 자신만의 운동 루틴을 만듭니다.

다음의 표에 운동을 시작하며 1주차에는 각 운동마다 몇 회/버틴 시간 등을 기록해주세요. 한 달 운동을 마치고 두 번째 1주차로 돌아왔을 때 처음과 지금 나의 몸을 비교해보세요.

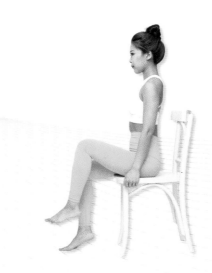

* 156쪽의 운동 루틴 표를 참고하세요.

목표 | 매일 조금씩 운동하기

	1주차	2주차	3주차	4주차
월	· 스피드 스케이팅 30초 3세트 · 롤업 1단계 20회 · 헌드레드 10회	· 폼롤러 근력운동 1단계 　20회 2세트 · 롤업 2단계 20회 · 헌드레드 20회	· 폼롤러 근력운동 2단계 20회 · 크리스 크로스 2단계 　20회 2세트 · 쿠션 잡고 상체 비틀기 　20회 2세트	· 쿠션 두고 다리 길게 뻗기 30회 · 한 다리씩 길게 찌르기 30회
화	· 스피드 스케이팅 30초 3세트 · 브릿지 1단계 20회 3세트	· 크리스 크로스 1단계 　20회 2세트 · 등 & 광배근 마사지 　10초 3세트		· 크리스 크로스 3단계 　20회 3세트 · 다리 뻗어 쿠션 잡고 상체 비틀기 　20회 3세트
수	· 롤업 20회 · 헌드레드 10회 · 엎드려서 팔 들어올리기 　20회 3세트	· 쿠션 잡고 상체 비틀기 20회 · 물통 들고 옆구리 내리기 20회	· 가위차기 20회 3세트 · 롤업 3단계 20회 · 헌드레드 3단계 10회 · 브릿지 3단계 20회	· 엉덩이 높게 올리기 　20회 · 조개운동 20회 3세트
목	· 의자에 앉아 장요근 강화운동 　5초 · 브릿지 20회 3세트	· 브릿지 2단계 20회 · X자 스쿼트 20회		· 사이드 플랭크 밟차기 　20회 3세트 · 사이드 런지 10회 3세트 · 한 쪽 다리 멀리 보내기 　10회 2세트
금	· 청소기 돌리면서 런지 5초 · 벽에 대고 팔 돌리기 20초	· 백푸쉬업 1단계 10회 · 플랭크 프론트 사이클 20회	· 백푸쉬업 2단계 20회 3세트 · 엎드려 다리 들어올리기 20회	· 누워서 다리 밀기 20회 3세트 · 상체 들어 올려 버티기 　20회 3세트 · 상체 들어 한 다리씩 멀리 보내기 　20회
토	· 라운드숄더 폼롤러 스트레칭 　10초 2세트 · 라운드숄더 밴드 스트레칭 　10초 3세트 · 거북목 스트레칭 10초 3세트	· 인어자세 3세트 · 톱자세 3세트 · 척추 비틀기 10회	· 허벅지 바깥쪽 폼롤러 마사지 　30회 · 허벅지 안쪽 폼롤러 마사지 30회 · 허벅지 앞쪽 폼롤러 마사지 30회	· 종아리 폼롤러 마사지 30회 · 힙 써클 20회 · 다리로 숫자 4만들기 　20회 3세트
일	· 햄스트링 스트레칭 　10초 3세트 · 장경인대 스트레칭 　10초 3세트 · 거북목 스트레칭 10초 3세트	· 등마사지 10초 3세트 · 광배근마사지 10초 3세트	· 허벅지 바깥쪽 폼롤러 마사지 　30회 · 허벅지 안쪽 폼롤러 마사지 30회 · 허벅지 앞쪽 폼롤러 마사지 30회	· 종아리 폼롤러 마사지 30회 · 힙 써클 20회 · 다리로 숫자 4만들기 　20회 3세트

메모

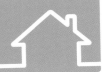

필라테스에 필요한 소도구

폼롤러

폼롤러는 중량이 가볍고 충격 흡수가 좋은 원형 막대기 모양의 소도구다.

다양한 종류의 폼롤러가 있지만 주로 강도에 따라 EVA, EPP로 나뉘고 EVA타입 폼롤러는 EPP타입 폼롤러에 비해 조금 부드러운 소재로 되어 있어 입문자가 사용하기에 좋다. EPP는 EVA에 익숙해진 후 강도 높은 자극이 필요할 때 사용하는 편이 낫다. EPP는 자극을 세게 주기 때문에 폼롤러를 처음 사용하는 분들은 EVA를 사용하기를 추천한다.

그리고 폼롤러는 길이로도 구분할 수 있으며 가장 보편적으로 사용하는 폼롤러의 길이는 90cm 정도이다. 긴 폼롤러는 운동을 할 때 다양하게 활용될 수 있으므로 처음에는 긴 폼롤러를 구매하는 것이 좋다.

폼롤러는 다양한 동작을 할 때 사용되고 밸런스를 유지하는 동작을 하거나 전신 스트레칭과 손이 닿지 않는 곳의 근육이완에도 도움을 주며 관절 가동범위를 증가시켜주는 효과가 있다.

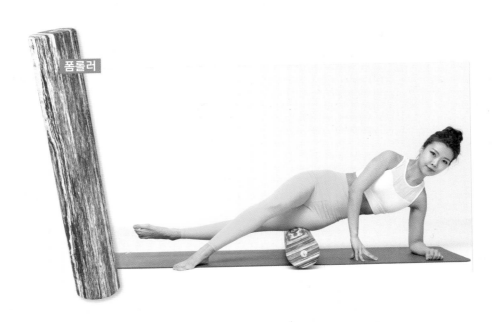

폼롤러

밴드

밴드는 탄성이 있는 길쭉한 모양의 소도구다.

밴드의 종류도 다양하지만 이 책에서는 세라밴드(탄력밴드)를 사용하며 밴드는 탄성이 좋은 것을 고르는 것이 중요하다.

밴드는 저항운동을 할 때 가장 효과적이며, 밴드의 색깔은 강도를 표시한다. 스트레칭부터 근력운동까지 용도에 따라 다양하고 브랜드마다 색의 기준이 다르기 때문에 강도를 잘 보고 선택해야 한다. 밴드를 구매할 때 한 가지 레벨로만 구입하는 것보다 다양한 강도의 밴드를 구매하는 게 좋다.

스트레칭을 위한 밴드와 근력운동을 위한 밴드를 용도에 따라 준비하고, 근력운동을 위한 밴드는 팔과 다리에 따라 근력운동의 강도가 다르기 때문에 각각의 용도에 맞게 구비해 두는 것이 좋다.

밴드를 사용할 때 너무 무리하게 늘이려고 하지 않는 것이 바람직하며 자신의 신체능력에 따라 강도를 조절할 수 있도록 해야 한다.

매트

시중에 나와 있는 매트의 종류는 참 다양하다. 매트는 미끄럽지 않고 충격 흡수가 잘 되는 매트를 구매하는 게 좋다.

구매할 수 있는 매트 길이도 다양하지만 자신의 키에 맞춰 구매하는 것이 가장 좋다. 일반적으로 필라테스 운동을 할 때 너무 푹신한 매트를 사용하면 오히려 불편할 수 있다.

두께가 10mm 이상인 푹신한 매트를 사용하면 오히려 발이 미끄러워 운동에 방해가 될 수 있으니 필라테스 스튜디오나 요가원에서 사용하는 6mm 정도의 매트를 준비하도록 한다.

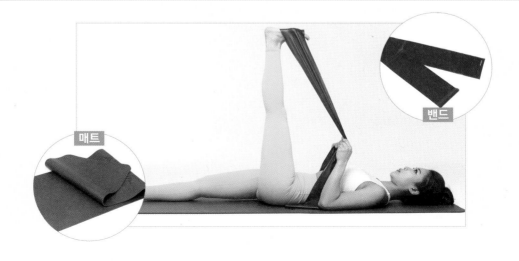

매트

밴드

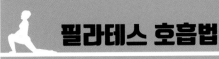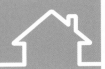
호흡계의 주요 기능은 신체 조직에 산소를 전달하고 거기서 이산화탄소를 제거하는 것입니다. 신체의 모든 세포는 생존을 위해 산소를 필요로 하지만 세포의 대사산물인 이산화탄소를 제거 해야 하고, 이 것이 건강한 사람의 호흡에 가장 중요한 자극이 됩니다. 운동 시 호흡은 매우 중 요하며 호흡을 먼저 익히고 운동을 진행하도록 할게요.

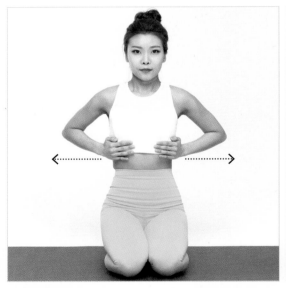

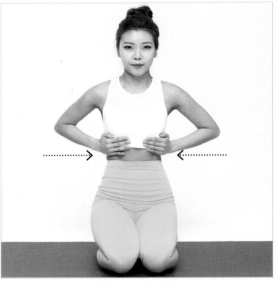

척추를 곧게 펴고 앉는다. 누군가 위에서 정수리를 끌어 올리는 것처럼 척추가 길어진다고 생각한다. 이때 가슴 을 과도하게 내밀어 허리가 꺾이지 않도록 복부에 힘을 준다.

턱은 가슴쪽으로 살짝 당기고 어깨는 힘을 풀어 귀와 어 깨의 사이를 멀어지게 한다.

동영상으로
호흡법을 확인해보세요.

필라테스 호흡의 효과

· 건강해진다.
· 신체의 수행능력이 향상된다.
· 스트레스가 감소한다.
· 혈압이 낮아진다.

· 집중력이 증진된다.
· 근육이 활성화된다.
· 혈액순환 및 호흡이 개선되며 심혈관
  질환의 위험이 낮아진다.

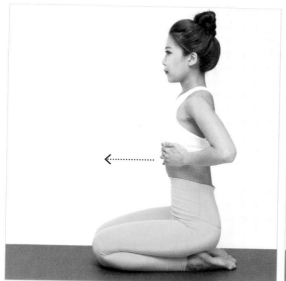

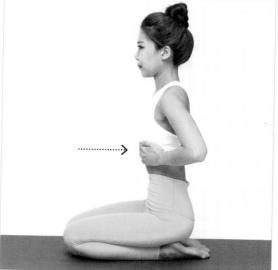

손을 갈비뼈 위에 올려 호흡을 느낀다. 코로 마시는 숨에 갈비뼈가 옆으로 늘어나는 것을 느끼며 공기를 폐 안에 가득 채운다.

입으로 숨을 내쉬며 스~ 혹은 하~ 소리를 내며 풍선에서 바람이 빠지듯 서서히 내뱉는다. 내쉴 때 갈비뼈가 안으로 모여 몸 안에 공기를 모두 빼는 느낌으로 내쉰다. 배꼽을 척추에 붙인다는 생각으로 복부를 최대한 힘을 주어 끌어당긴다.

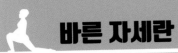 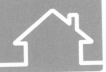
바르게 선 자세

· 다리는 골반넓이 또는 어깨넓이로 벌린다.

· 허리를 너무 숙이거나 펴지지 않도록 하며 팔이 앞으로 돌아가지 않도록 일자로 뻗은 상태를 유지한다.

· 머리는 위에서 잡아당기는 느낌으로 척추를 바르게 편다.

· 골반은 앞을 향하도록 한다.

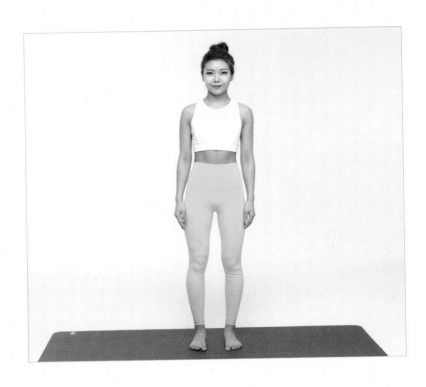

바르게 앉은 자세

· 두 다리를 앞으로 쭉 뻗고 앉는다.

· 다리는 골반넓이로 벌리고 발뒤꿈치는 바닥, 발끝은 하늘을 향하도록 하고, 발목은 돌아가지 않도록 주의한다.

· 우리 몸에서 가장 튀어나온 뼈인 발끝 – 무릎 – 골반이 일직선이 되도록 만들어준다.

· 상체는 바르게 세우고 복부는 등 쪽으로 당기고, 꼬리뼈는 살짝 말아 C커브가 되도록 하며 척추는 바르게 일직선으로 만든다.

· 어깨에 힘을 풀고 머리는 위에서 잡아당기는 느낌으로 위로 올리며 유지한다.

· 척추가 바르게 펴지지 않는 사람은 약간 뒤로 누워, 복부에 힘을 더 유지한다.

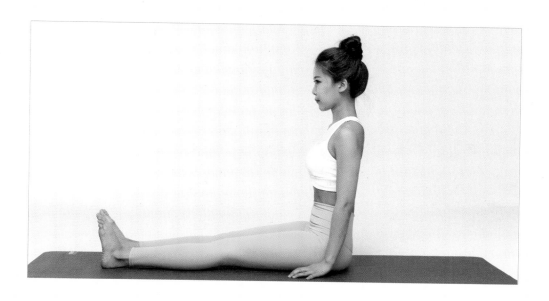

바르게 누운 자세

· 등을 바닥에 대고 누워 다리는 골반넓이로 벌린다.

· 발뒤꿈치는 바닥에, 발끝은 천장을 향하게 하고 다리가 어느 한 쪽으로 돌아가지 않도록
한다.

· 우리 몸에서 가장 튀어나온 뼈인 발끝 – 무릎 – 골반이 일직선이 되도록 만들어준다.

· 턱은 들리지 않도록 살짝 가슴 쪽으로 당기며 두 팔은 자연스럽게 바닥에 둔다.

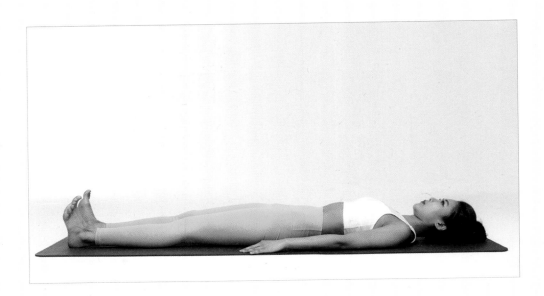

엎드린 자세

· 배는 바닥에 대고 엎드려 누워 팔꿈치는 구부리고 손등은 이마 아래 둔다.
· 하체에 힘을 빼고 다리를 길게 11자로 뻗거나 발뒤꿈치를 붙이거나 엄지발가락을 붙인다.
· 어깨와 날개뼈가 올라가지 않도록 끌어내리며, 복부를 등 쪽으로 당겨 복부의 긴장감을 유지
  해준다.

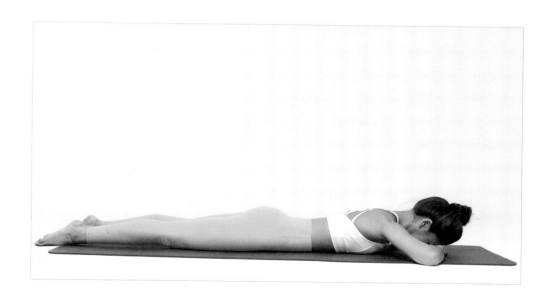

옆으로 기대 누운 자세

· 머리부터 엉덩이까지 벽에 붙었다는 느낌으로 유지한다.
· 몸통이 앞이나 뒤로 넘어가지 않도록 옆으로 기대 눕는다. (중심 잡기 제일 어려운 자세)
· 중심 잡기 어려우면 양 다리를 일자로 뻗는 대신 15도 정도 앞에 둔다.

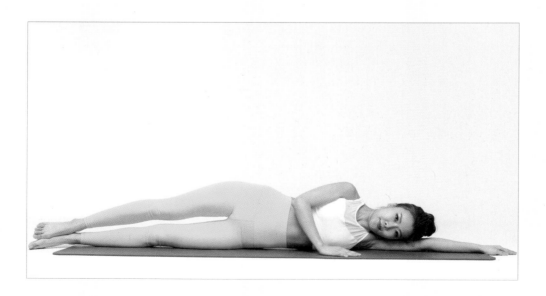

현자세

- 한쪽 다리는 접고, 반대쪽 다리는 엉덩이 뒤로 보내 접는다.
- 양 무릎은 일직선으로 만들고 엉덩이나 무릎이 뜨지 않도록 유지한다.
- 척추는 바르고 길게 뻗는다.
- 옆으로 기대는 느낌으로 앉는 것이 아니라 누군가 정수리를 당기고 있는 느낌으로 척추를 세워 앉는다.
- 이 자세는 골반교정에도 좋은 자세이며 평상시에 잘 되지 않는 쪽으로 앉아 골반의 균형을 맞춰주면 좋다.

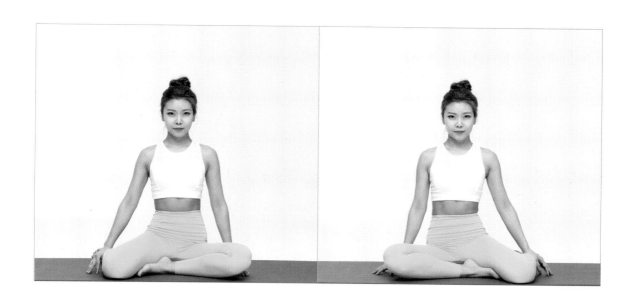

네발기기 자세

· 두 무릎과 양 손바닥을 바닥에 댄다.
· 엉덩이 아래에 무릎, 어깨 아래에 손목이 오도록 유지하며 무릎은 골반넓이, 양손은 어깨넓이를 유지한다.
· 상체가 어깨보다 앞으로 나가지 않게 하고 복부에 힘을 주어 척추쪽으로 당기며 머리는 앞으로 길게 뻗는다.
· 고개를 숙이거나 뒤로 젖혀 목이 꺾이지 않도록 주의한다.
· 손바닥은 바닥을 밀어내는 힘을 유지하며, 등이 오목해지거나 어깨가 솟지 않도록 주의한다.

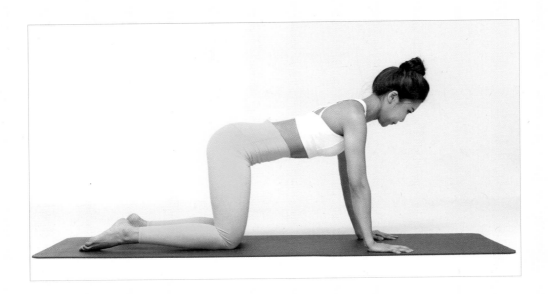

중립자세란 골반의 위치가 틀어지지 않는 것을 말합니다. 필라테스를 할 때 가장 신경 써야 하는 부분 중에 하나입니다. 서있을 때, 앉아 있을 때, 누워 있을 때도 골반이 몸의 중앙에 있는 지 체크합니다.

골반의 중립 자세는 누웠을 때 엉덩이는 바닥에 닿고 척추는 자연스러운 곡선을 유지해 허리가 약간 떠있는 상태를 말합니다. 서있을 때는 척추를 길게 세우고 골반이 정면을 향하도록 해줍니다.
골반이 중립 자세를 지켜 운동해야만 제대로 된 효과를 볼 수 있습니다.

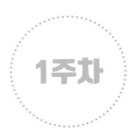

처음 시작하는 필라테스

운동하는 것이 낯설던 때가 있었습니다. 제가 운동으로 새로운 꿈을 꾸게 된 것처럼 여러분에게도 새로운 시작이 되었으면 좋겠습니다.

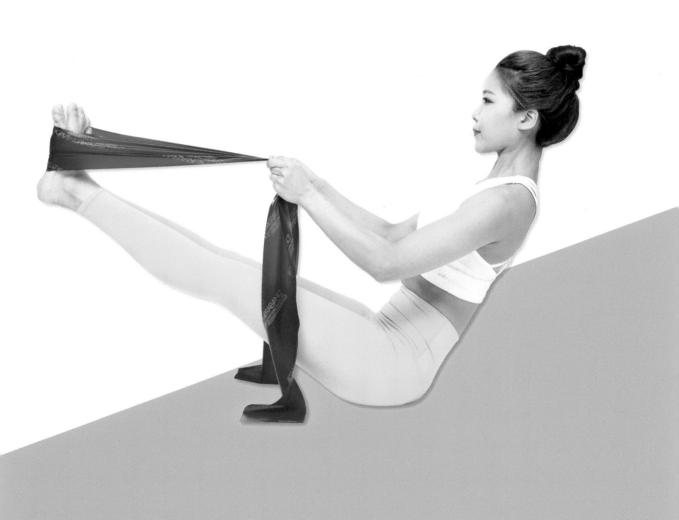

처음 시작하는 필라테스

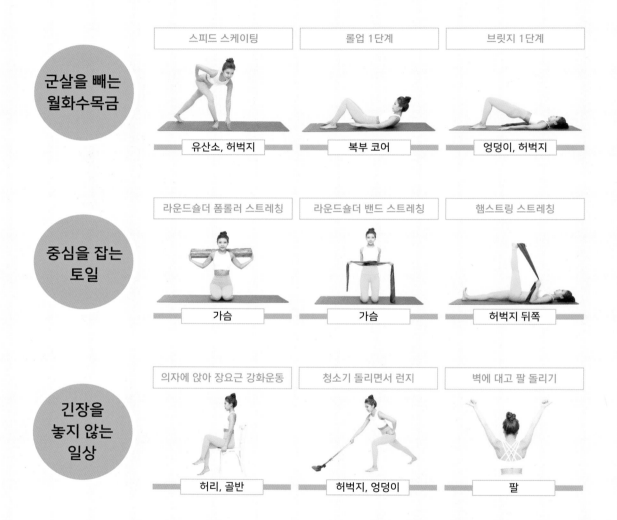

군살을 빼는 월화수목금

스피드 스케이팅	롤업 1단계	브릿지 1단계
유산소, 허벅지	복부 코어	엉덩이, 허벅지

중심을 잡는 토일

라운드숄더 폼롤러 스트레칭	라운드숄더 밴드 스트레칭	햄스트링 스트레칭
가슴	가슴	허벅지 뒤쪽

긴장을 놓지 않는 일상

의자에 앉아 장요근 강화운동	청소기 돌리면서 런지	벽에 대고 팔 돌리기
허리, 골반	허벅지, 엉덩이	팔

엎드려서 팔 들어올리기

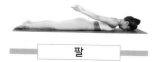

팔

장경인대 스트레칭　　거북목 스트레칭　　일자목 스트레칭

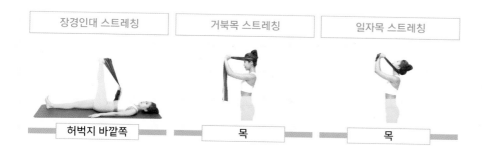

허벅지 바깥쪽　　　　목　　　　　　　목

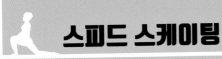
스피드 스케이팅

유산소 운동이 필요할 때 도움이 되는 동작입니다. 바닥에서 스피드 스케이트를 타는 것처럼 다리를 멀리 보냅니다. 이 운동은 허벅지 강화는 물론 전신운동을 한 효과를 줄 수 있습니다. 호흡에 신경 쓰면서 마치 스피드 스케이팅 선수가 된 것처럼 빠르고 리듬감 있게 동작을 해줍니다.

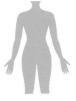

유산소 운동

> ☑ **POINT**
> 뒤로 쭉 뻗은 쪽 다리가 접히지 않도록 스트레칭 하듯 보내준다.

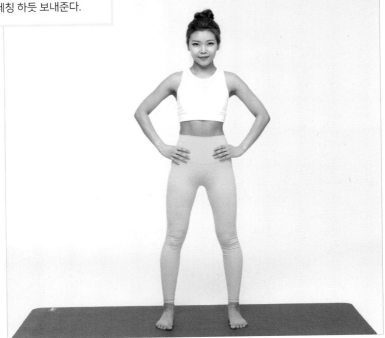

1. 서 있는 상태에서 다리를 어깨넓이로 벌리고 손은 골반 옆에 올려놓는다.

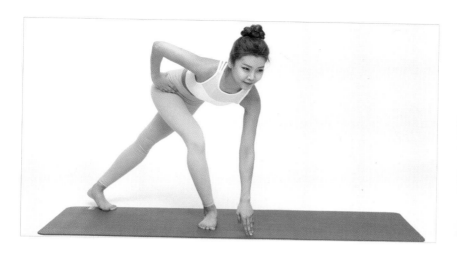

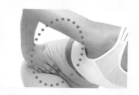

⚠ **주의하기**
허리를 편 상태에서 진행한다.

2. **숨을 내쉬며** 왼다리를 오른다리의 뒤쪽으로 보내고 오른다리의 무릎은 접고 왼손은 바닥에 터치한다.
숨을 마시며 상체를 일으켜 1번 자세로 돌아온다.

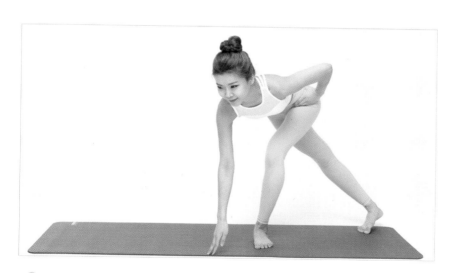

3. **숨을 내쉬며** 오른다리를 뒤로 보내며 반복한다.

TIP.
처음에는 천천히 시작해 점점 더 빠르고 리듬감 있게
진행한다.

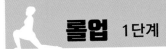

롤업 1단계

20회
3세트

이 동작은 복부 기초 운동입니다. 복근과 코어의 강화가 필요하다면 이 동작을 해주는 것이 좋습니다. 복근 운동으로 보기 싫은 참치 뱃살을 없애보세요. 복부의 힘이 약한 초보자들은 이 동작을 반복적으로 하며 복부의 힘을 키우는데 집중합니다.

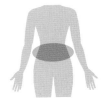

☑ **POINT**
상체를 들어 올리며 척추를 C커브로 만드는 것이 가장 중요하다.

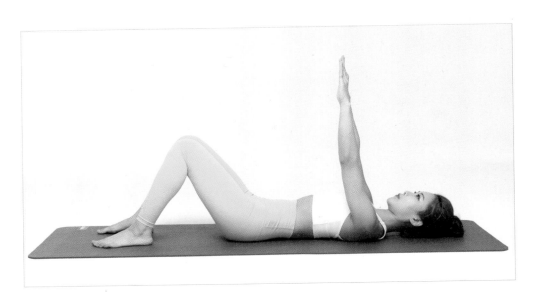

1. 바르게 누운 자세에서 손은 앞으로 나란히 하고 다리를 접어 바닥에 내려놓는다.

TIP. 척추의 C커브란?
배에 힘을 줘 복부를 척추 쪽으로 최대한 당겨 오목하게 해준다. 완성 자세에서 C커브를 유지한다.

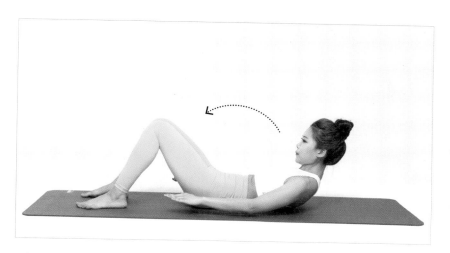

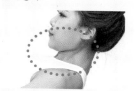

ⓘ **주의하기**
목에 힘이 들어가면 아플 수 있으니 턱을 쇄골 쪽으로 당겨 유지한다. 목이 아프다면, 밴드나 손으로 뒤통수를 받치고 하는 것이 좋다.

2. **숨을 내쉬며** 고개부터 척추뼈를 하나씩 쌓는 느낌으로 상체를 들어올리고 손은 골반 옆에 둔다.

  숨을 마시며 척추에서 고개까지 뼈를 하나하나 내려놓고 1번 자세부터 반복한다.

TIP. 헌드레드 1단계
호흡법을 제대로 따라하는 것이 중요합니다. 상체를 들어올린 채로 호흡을 계속 유지합니다.

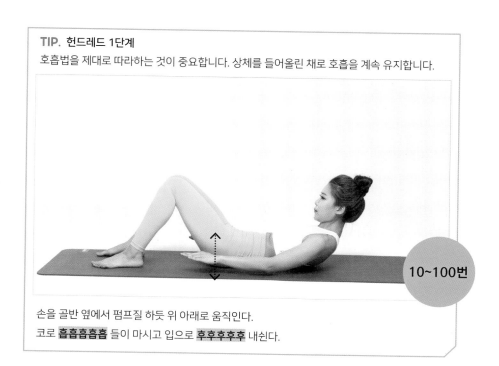

10~100번

손을 골반 옆에서 펌프질 하듯 위 아래로 움직인다.
코로 **흡흡흡흡** 들이 마시고 입으로 **후후후후** 내쉰다.

브릿지 1단계

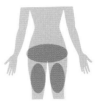

20~30회
3세트

청바지를 입을 때 다리라인만큼 엉덩이도 중요합니다. 엉덩이를 살리고 싶다면 브릿지가 효과적입니다. 이 동작은 골반이 가운데에 위치하도록 유지하는 것이 중요합니다. 힙업뿐만 아니라 척추 기립근, 허벅지 뒤쪽까지 자극을 주는 동작입니다.

✅ **POINT**

골반은 항상 가운데에 있도록 두고 엉덩이와 괄약근을 조이며 골반을 하늘로 민다.

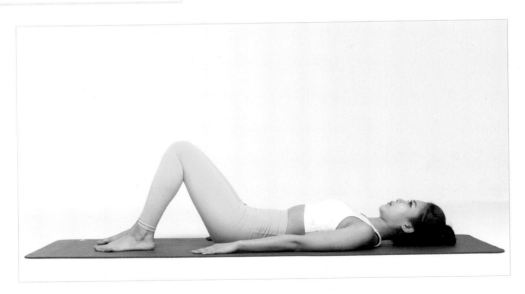

1. 바르게 누운 상태에서 무릎은 세우고 양다리는 골반넓이로 벌린다.

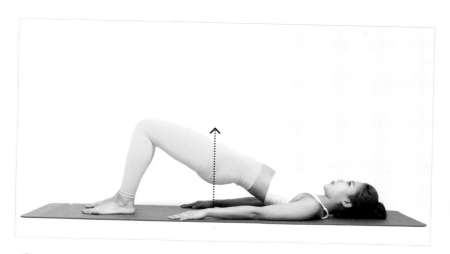

⚠ **주의하기**
무릎이 안으로 모이거나 밖으로
벌어지지 않도록 항상 골반 간
격으로 유지한다.

2. **숨을 내쉬며** 엉덩이부터 등까지 바닥에서 스티커를 떼어내듯 천천히 들
어 올려 5~10초간 버틴다.

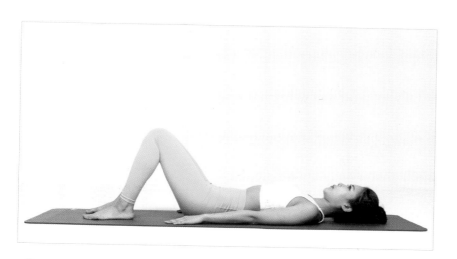

3. **숨을 마시고** 등 윗부분부터 엉덩이까지 척추를 하나하나 바닥에 내려놓
고 동작을 반복한다.

TIP. **엉덩이 괄약근 조이는 법?**
엉덩이 사이에 나무젓가락이 끼워져 있다고 생각하
고 젓가락을 부순다는 느낌으로 꽉 조인다.

엎드려서 팔 들어올리기

팔뚝 살을 없애고 여리여리한 팔 라인을 만들어 주는 운동입니다. 손이나 손
목을 움직이는 것이 아니라 팔을 들어올리며 동작을 해줍니다.

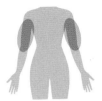

☑ POINT

마치 손바닥 위에 무언가 있다고
생각하고 무겁게 들어 올린다.

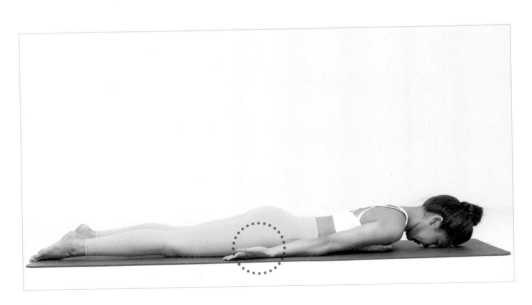

1. 엎드려 누운 자세에서 다리를 길게 쭉 뻗는다.
   손은 손바닥이 하늘을 바라보게 손등을 바닥에 내려놓는다.

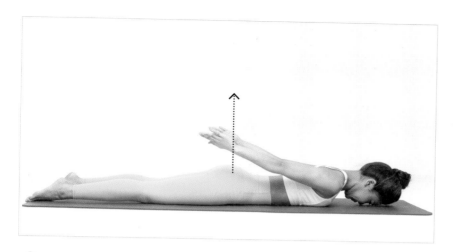

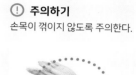

① **주의하기**
손목이 꺾이지 않도록 주의한다.

2. **숨을 내쉬며** 손을 하늘 위로 끌어올린다.
숨을 마시며 손등을 바닥에 내려놓고 동작을 반복한다.

> **TIP.**
> 상체를 살짝 들어 올려 띄운 상태에서 운동하면 팔과
> 척추 신전근 강화를 함께 할 수 있다.

〉〉 난이도 높이는 법

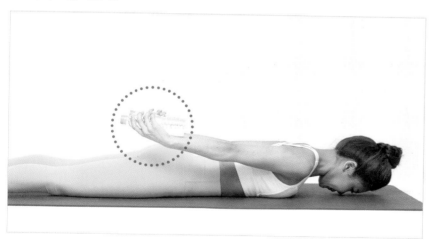

바닥에 생수통 또는 손으로 잡을 수 있는 물건을 들고 무게를 높여 진행한다.

라운드숄더 폼롤러 스트레칭

10~20초
3세트

라운드숄더라고 불리는 굽거나 말린 어깨에 좋은 동작입니다. 현대인 중에는 라운드숄더가 아닌 사람이 더 드물다고 하죠. 이 동작은 폼롤러를 사용해서 가슴을 활짝 펴 가슴과 어깨를 스트레칭 해줍니다.

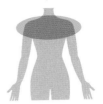

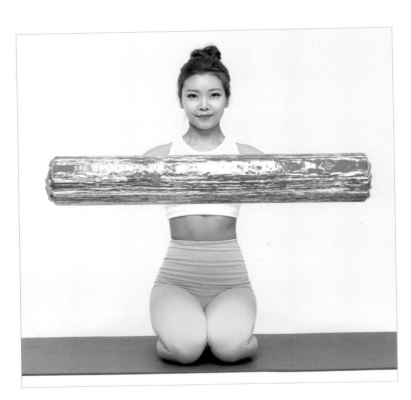

1. 바르게 앉은 상태에서 폼롤러의 양쪽 끝을 잡는다.

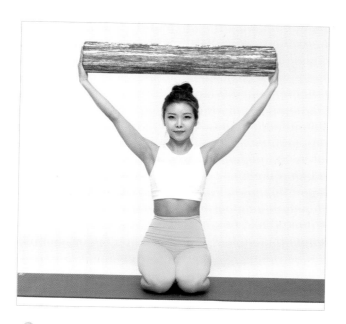

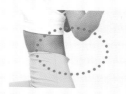

⚠ 주의하기
허리가 과도하게 꺾이지 않도록
주의한다.

2. **숨을 마시며** 폼롤러를 머리 뒤로 넘긴다.

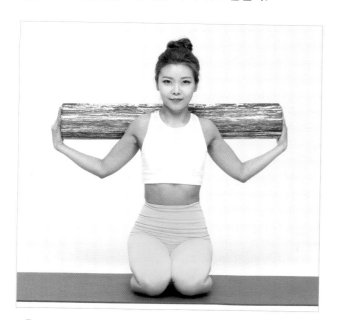

3. **숨을 내쉬며** 어깨 아래에 대고 10초간 유지한다.
이때 가슴은 펴고 날개뼈를 조이는 느낌이 들어야 한다.
숨을 마시고 제자리로 돌아와 반복한다.

라운드숄더 밴드 스트레칭

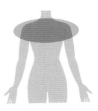

말린 어깨와 굽은 등, 거북목은 모두 라운드숄더와 연관되어 있습니다. 그런 분들은 꼭 해야 하는 필수 동작입니다. 이 동작은 밴드를 사용해서 가슴을 활짝 열어주는 동작입니다. 라운드숄더의 경우에는 등과 어깨 뿐 아니라 짧아져 있는 가슴근육을 스트레칭으로 늘여주어야 합니다. 처음부터 무리해서 늘이지 말고 천천히 스트레칭 합니다.

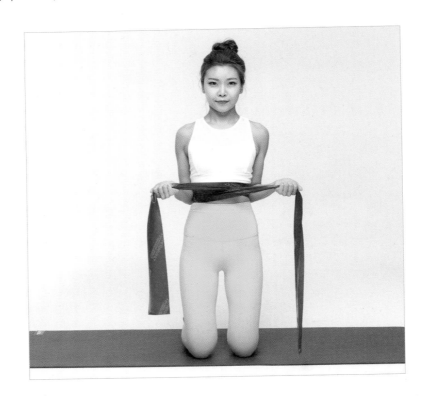

1. 밴드로 내 갈비뼈를 감싸 앞에서 교차해 팔을 접어 겨드랑이에 붙인다.

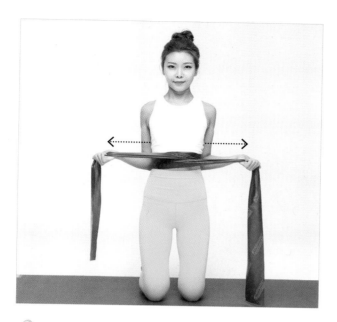

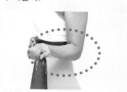

2. **숨을 내쉬며** 팔을 바깥쪽으로 보내준다.
   가슴은 열고 날개뼈를 조이는 느낌을 유지하며 더욱 당겨준다.

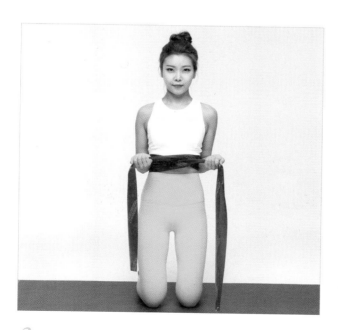

3. **숨을 마시고** 제자리로 돌아와 반복한다.

햄스트링 스트레칭

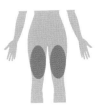

허벅지 뒤쪽을 스트레칭 해주는 동작입니다. 이 동작은 하체의 붓기를 없애는 데 효과적입니다. 스트레칭으로 먼저 다리의 근육을 이완시켜주고 난 후 근력 운동을 하면 다리라인이 두 배는 더 예뻐집니다. 하지만 처음부터 무리해서 근육을 늘이지 않는 것이 중요합니다.

☑ **POINT**
이 동작을 반복하면 유연성이 좋아지면서 다리를 점점 더 몸 가까이 당길 수 있다.

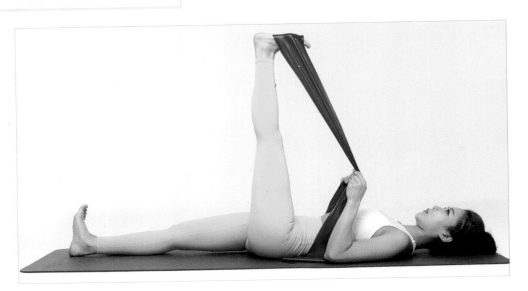

1. 바르게 누운 상태에서 밴드를 한쪽 발 아치에 댄다.

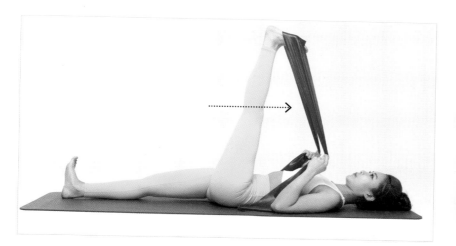

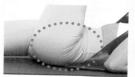

① 주의하기
골반이 틀어진 상태에서 다리를 갖고 오지 않도록 골반의 중립에 신경 쓴다.

2. **숨을 내쉬며** 다리를 내 몸 가까이 가져와 10초간 유지한다. 다리를 내 몸 가까이 당기면서 허벅지 뒤쪽 근육이 쭉 늘어나는 느낌을 느낀다. **숨을 마시며** 제자리로 돌아온다.

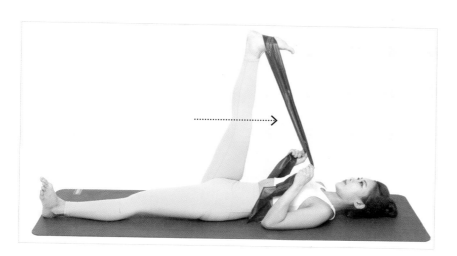

3. 반대쪽도 같은 방법으로 해준다.

TIP. 골반이 틀어진 상태란?
한쪽 다리를 올리게 되면 그 방향으로 골반이 그대로 올라간다. 최대한 골반이 틀어지지 않도록 다리를 들어 올린 쪽 엉덩이를 아래 방향으로 밀어내면서 골반이 가운데 있는 것처럼 유지해야 한다.

장경인대 스트레칭

장경인대와 대퇴근막장근을 스트레칭 해주는 동작입니다. 이 동작은 하체의 부종을 빼는 데 좋습니다. 다리가 자주 붓는다면 스트레칭으로 다리의 근육을 자주 이완시켜 주세요.

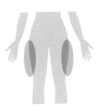

☑ **POINT**

다리를 쭉 뻗었을 때 꼬리뼈가 들리지 않도록 눌러준다.

⚠ **주의하기**

골반이 틀어진 상태에서 다리를 갖고 오지 않도록 골반의 위치에 신경 쓴다.

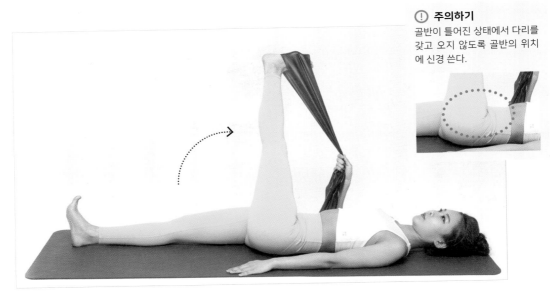

1. 한쪽 발 아치에 밴드를 대고 다리는 수직으로 뻗는다.
숨을 내쉬며 다리를 몸 안쪽으로 당겨 10초간 유지한다. 허벅지 바깥쪽이 늘어나면서 저릿저릿하게 아프다는 느낌이 든다. 반대쪽도 같은 방법으로 해준다.

거북목 스트레칭

10~20초
3세트

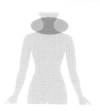

스마트폰을 많이 보거나 사무직이신 분들에게 좋은 동작입니다. 자주 목이 뻐근하다고 느끼거나 두통까지 있다면 이 동작을 꼭 해주세요. 목과 팔, 어느 한쪽이 이기지 않도록 힘을 주어 버티는 것이 중요합니다.

☑ POINT
자신이 거북목인지 확인한 후 운동을 하는 것이 좋다.

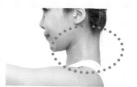

ⓘ **주의하기**
목이 앞으로 나오지 않도록 주의한다.

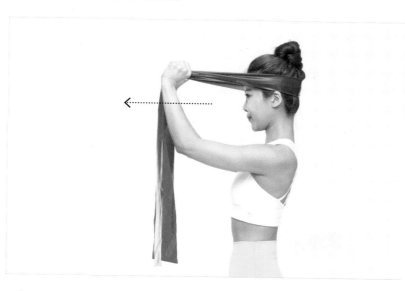

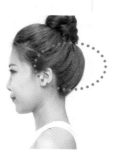

1. 밴드를 뒤통수의 가장 튀어나온 부분에 대고 팔을 접어 앞으로 가져온다.
숨을 내쉬며 천천히 밴드를 앞으로 당긴다.

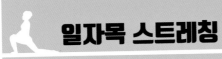

일자목 스트레칭

사무실에 앉아 컴퓨터 모니터를 보는 일이 많은 분들에게 꼭 필요한 동작입니다. 목이 뻐근하거나 자주 두통에 시달린다면 이 스트레칭을 해주는 것이 좋습니다. 목의 근육이 약해지면 두통을 느낄 수 있습니다. 목과 팔 어느 한쪽이 쏠리지 않도록 계속 힘을 주어 버팁니다.

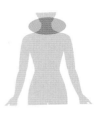

☑ **POINT**
자신의 상태를 확인한 후 거북목과 일자목에 맞는 운동을 하는 것이 좋다.

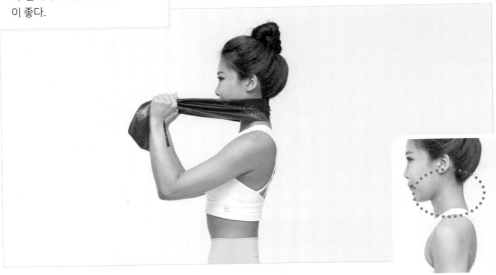

1. 목젖과 같은 라인에 있는 경추 4번에 밴드를 대고 팔을 접어 앞으로 가지고 온다.

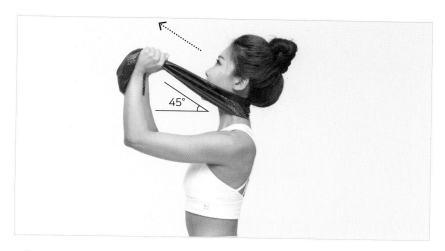

2. **숨을 내쉬며** 밴드는 45도로 유지하고 고개는 약간 뒤로 보내 밴드를 눈이
바라보는 방향으로 당겨준다.
   숨을 마시고 내쉬며 정면을 바라본다.

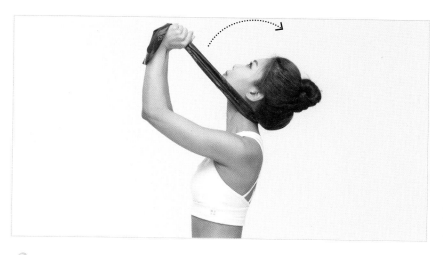

⚠ 주의하기
팔의 방향과 머리의 방향을 꼭
숙지해야 한다

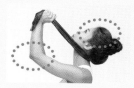

3. **숨을 내쉬며** 하늘을 바라보며 고개를 완전히 젖혀 목을 더욱 스트레칭 해
준다.

의자에 앉아 장요근 강화운동

허리 통증이 있다면 이 운동! 사무실에 매일 앉아서 일하는 사람들에게 꼭 필요한 운동입니다. 사무실에 앉아서도 할 수 있는 간단한 운동이므로 매일매일 조금씩 시간을 내 허리를 튼튼하게 만들어 줍니다.

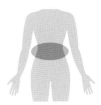

☑ POINT
몸을 의자에 기대지 않고 바른 자세로 앉는다.

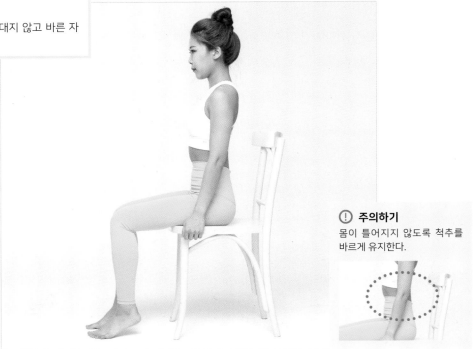

⚠ 주의하기
몸이 틀어지지 않도록 척추를 바르게 유지한다.

1. 바른 자세로 의자에 앉는다.

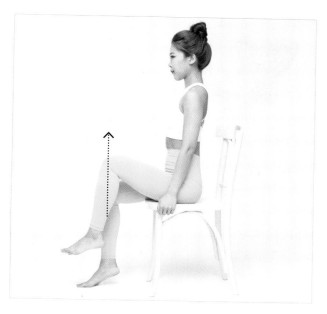

2. 왼다리를 들어 올려 버텼다가 내린다.
반대쪽도 같은 방법으로 해준다.

》》 난이도 높이는 법

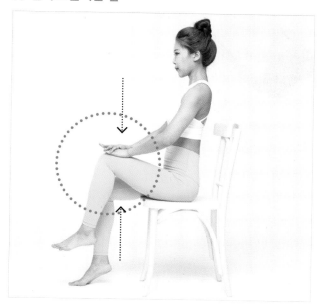

들어 올린 다리를 손으로 밀어 강하게 버틴다.

청소기 돌리면서 런지

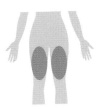

5초

허벅지 근력과 힙업을 동시에 원한다면 런지를 해주는 것이 좋습니다. 매일
해야 하는 집안일을 다리라인을 위한 운동으로 바꿔볼 시간입니다. 청소기를
들고 팔을 움직이면서도 다리는 바닥에서 움직이지 않도록 해줍니다.

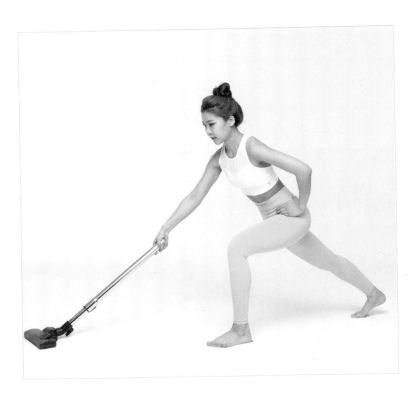

1. 청소기를 돌리면서 왼다리는 구부린다.

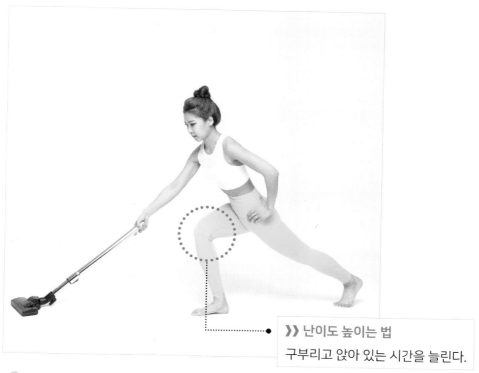

>> **난이도 높이는 법**
구부리고 앉아 있는 시간을 늘린다.

2. 구석구석 청소하면서 다리를 바꿔가며 구부린 채 버틴다.

벽에 대고 팔 돌리기

벽만 있으면 어디서든 운동할 수 있습니다. 굽은 어깨를 가진 사람들에게 필수인 운동입니다. 자세를 바르게 하고 동작을 하며 처음부터 무리해서 손과 팔을 돌리지 않도록 합니다.

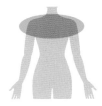

☑ **POINT**
엄지가 완전히 벽에 붙을 수 있도록 돌린다.

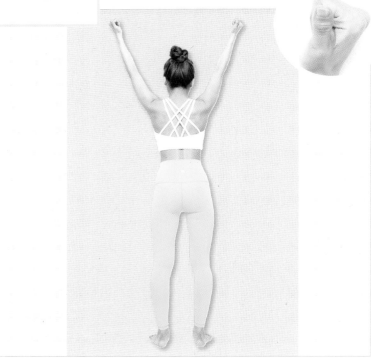

1. 벽에 이마를 대고 한 걸음 뒤로 물러나 약간 오리궁둥이를 유지한다. 따봉손을 만들어서 팔을 들어 올린다(만세 자세).

56

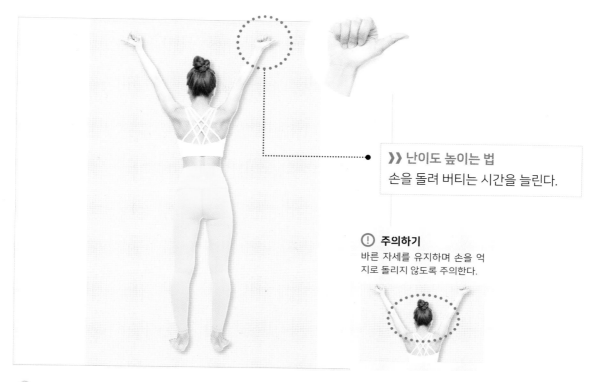

>> 난이도 높이는 법
손을 돌려 버티는 시간을 늘린다.

(!) 주의하기
바른 자세를 유지하며 손을 억지로 돌리지 않도록 주의한다.

2. 손날을 벽에 붙인 다음 엄지를 바깥쪽으로 돌렸다 돌아오며 반복한다.

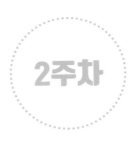

2주차

필라테스와 친해지기

운동을 시작하니 어떤가요? 근육통으로 몸이 여기저기
아픈 분도 있고, 가뿐해졌다고 느끼는 분도 있을 거예
요. 운동은 하루 이틀이 아니라 꾸준히 하는 것이 가장
중요하다는 것을 잊지 마세요.

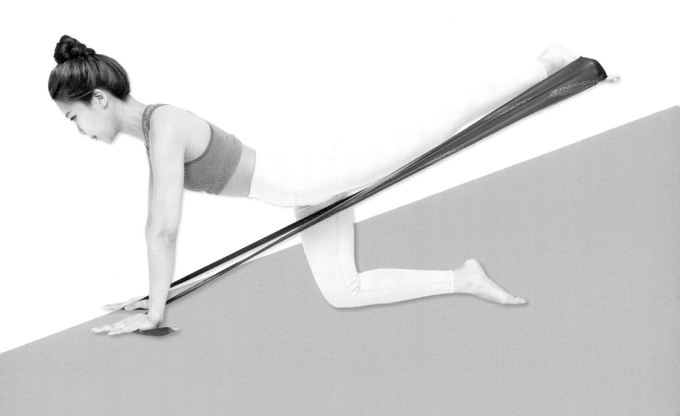

필라테스와 친해지기

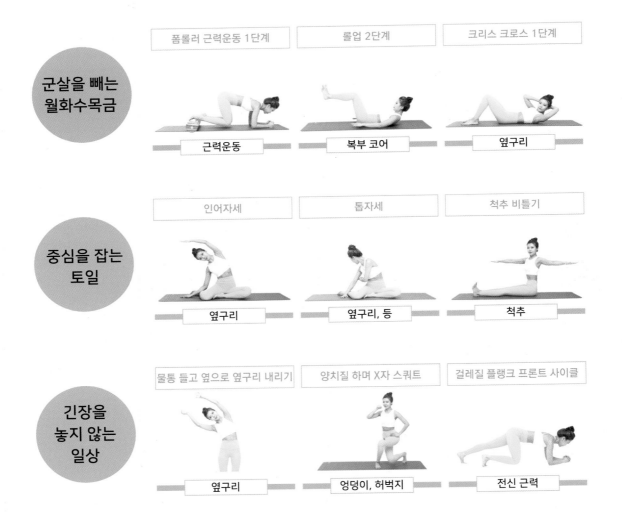

군살을 빼는 월화수목금

폼롤러 근력운동 1단계	롤업 2단계	크리스 크로스 1단계
근력운동	복부 코어	옆구리

중심을 잡는 토일

인어자세	톱자세	척추 비틀기
옆구리	옆구리, 등	척추

긴장을 놓지 않는 일상

물통 들고 옆으로 옆구리 내리기	양치질 하며 X자 스쿼트	걸레질 플랭크 프론트 사이클
옆구리	엉덩이, 허벅지	전신 근력

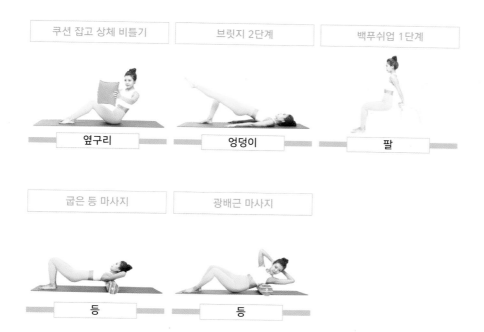

쿠션 잡고 상체 비틀기	브릿지 2단계	백푸쉬업 1단계
옆구리	엉덩이	팔

굽은 등 마사지	광배근 마사지
등	등

폼롤러 근력운동 1단계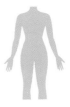

폼롤러를 활용해 강도 높은 전신 근력 향상 운동을 해줍니다. 폼롤러를 굴리
며 몸을 뻗었다 돌아오는 동작에서 호흡을 잊지 않도록 합니다. 제대로 된 운
동 효과를 보기 위해 팔, 어깨, 가슴 등의 자세를 바르게 따라합니다.

☑ **POINT**
팔꿈치가 어깨라인보다 밖으로 나
가지 않도록 팔꿈치로 바닥을 밀
어낸다.

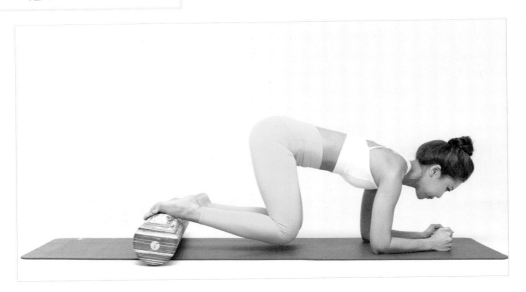

1. 폼롤러를 바닥에 가로로 내려놓은 후 무릎을 접어 발등을 댄다.

TIP.
폼롤러를 굴리는 동작이 너무 어렵다면 플랭크로 근
력을 먼저 길러준다.

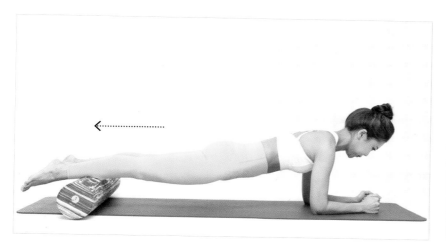

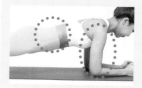

(!) 주의하기

어깨가 느슨해지지 않도록 팔꿈치로 바닥을 밀고 팔은 일직선을 유지한다.
가슴이 땅에 닿지 않게 하고 등을 일자로 유지해준다.

2. **숨을 마시며** 폼롤러를 굴리며 다리를 뒤로 길게 뻗는다.
   숨을 내쉬며 폼롤러를 굴리며 다리를 접어 1번 자세로 돌아왔다 반복한다.

>> 난이도 높이는 법

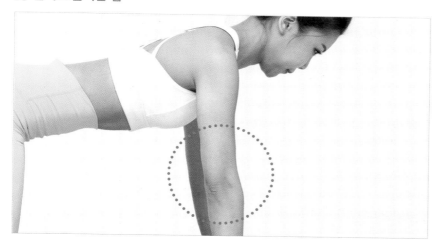

팔꿈치를 접지 말고 쭉 편 상태로 동작을 해준다.

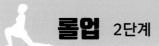 **롤업** 2단계

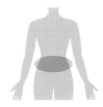

20회
3세트

이 동작은 복부 기초 운동입니다. 복근과 코어가 강화되면 뱃살을 없앨수 있습니다. 다리를 90도로 들고 상체를 들어 올리는 동작으로 다리와 복부가 흔들리지 않도록 주의하며 동작을 해줍니다.

☑ POINT
상체를 들어 올리며 척추를 C커브로 만드는 것이 가장 중요하다.

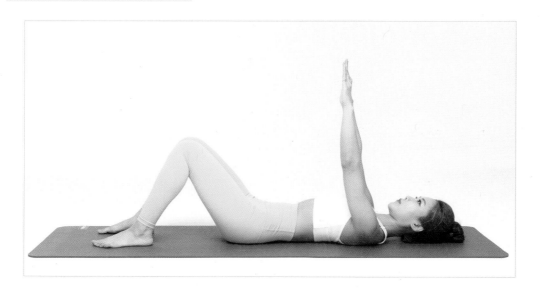

1. 손은 앞으로 나란히 하고 바르게 누운 자세에서 무릎을 세운다.

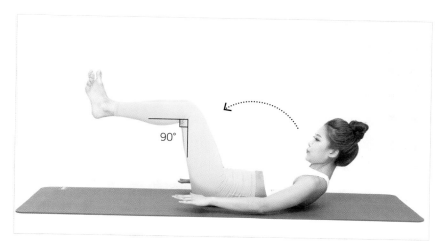

2. 다리를 90도로 들어 올린다.

   숨을 내쉬며 뼈를 하나씩 쌓는 느낌으로 상체를 들고 손은 골반 옆에 둔다.

   숨을 마시며 척추뼈를 하나하나 내려 놓고 돌아와 1번 자세부터 반복한다.

TIP. 헌드레드 2단계

호흡법을 제대로 따라하는 것이 중요합니다. 상체를 들어올린 채로 호흡을 계속 유지합니다.

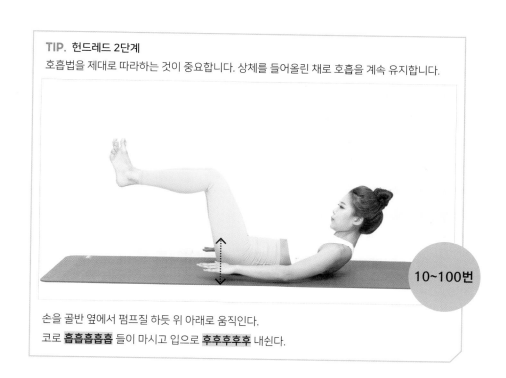

10~100번

손을 골반 옆에서 펌프질 하듯 위 아래로 움직인다.

코로 **흡흡흡흡흡** 들이 마시고 입으로 **후후후후후** 내쉰다.

크리스 크로스 1단계

11자 복근을 만들고 싶을 때는 이 운동이 최고입니다. 가슴을 들어 올려 오른쪽, 왼쪽으로 회전시키면서 복직근, 내외복사근, 복횡근이 있는 옆구리와 복부 전체에 자극을 주며 골반이 움직이지 않도록 꽉 눌러줍니다.

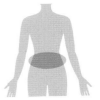

☑ POINT
복부 운동을 할 때 항상 척추의
C커브를 유지해야 한다.

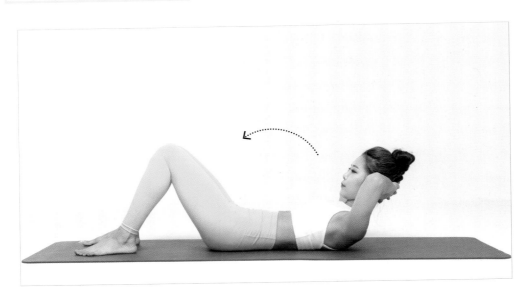

1. 바르게 누운 자세에서 무릎을 세우고 손은 머리 뒤로 깍지를 끼고 상체를 들어올린다.

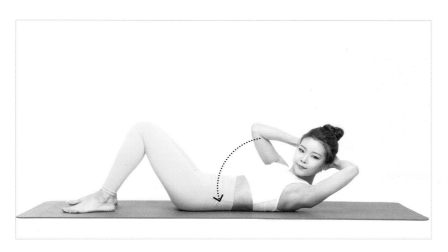

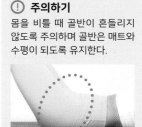

⚠️ **주의하기**
몸을 비틀 때 골반이 흔들리지
않도록 주의하며 골반은 매트와
수평이 되도록 유지한다.

2. **숨을 내쉬며** 몸통을 왼쪽으로 비틀며 턱은 가슴 쪽으로 당긴다.
날개뼈는 들고 허리의 뒤쪽은 매트에 닿아 있도록 한다.

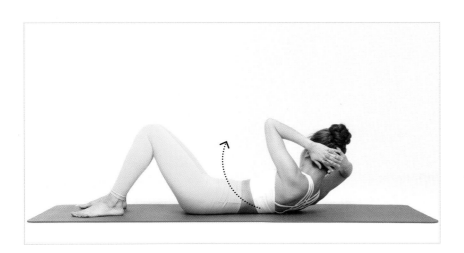

3. **숨은 마시고** 가슴 들어 올린 상태로 정면으로 돌아온다.
숨을 내쉬며 오른쪽으로 몸을 비틀며 동작을 반복한다.

TIP.
갈비뼈가 서로 만난다는 느낌으로 빨래를 짜듯 상체
를 비틀어준다.

쿠션 잡고 상체 비틀기

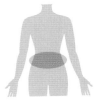

20~30회
3세트

공이나 쿠션을 잡고 상체를 옆으로 비틀어 복부와 옆구리에 큰 자극을 주는 운동입니다. 복직근과 내외복사근을 쓰는 동작이므로 다리가 바닥에서 흔들지 않도록 해줍니다. 동작이 어렵다면 발등을 침대나 소파 아래 넣어서 몸이 흔들리지 않도록 도움을 받습니다.

☑️**POINT**
다리가 흔들리지 않도록 힘을 주 며 바닥을 누른다.

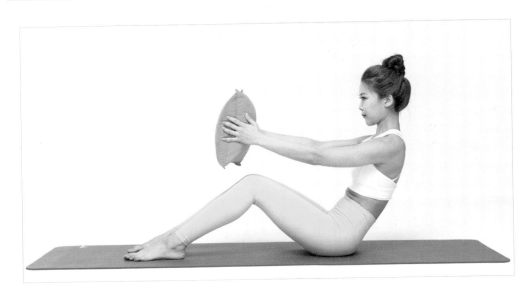

1. 무릎을 세워 앉은 상태에서 팔은 쿠션을 잡고 앞으로 나란히 뻗는다. 척추 는 C커브를 유지한다.

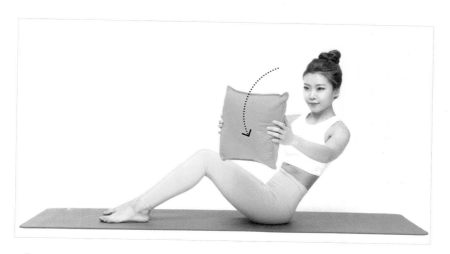

2. 발바닥으로 바닥을 꽉 누르고 **숨을 내쉬며** 상체를 왼쪽으로 비튼다.

> **TIP.**
> 쿠션 대신 배게나 공을 사용해도 좋고 꼬리뼈가 아프
> 면 매트를 한 번 더 접어 운동한다.

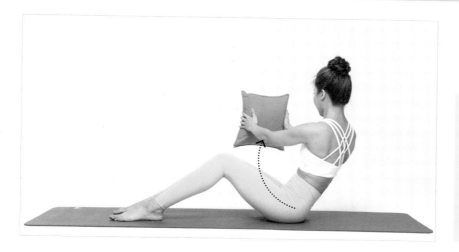

① **주의하기**
골반이 틀어지지 않도록 몸통만
비튼다.

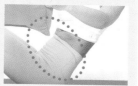

3. **숨을 마시며** 정면으로 돌아온다.
   숨을 내쉬며 상체를 오른쪽으로 비틀며 동작을 반복해준다.

브릿지 2단계

엉덩이, 허벅지 뒤쪽라인을 예쁘게 만들어주고 힙업과 척추 기립근의 안정화에 좋은 동작입니다. 다리를 들어 올려 동작을 하기 때문에 골반이 흔들리기 쉽습니다. 골반이 위아래로 흔들리지 않고 가운데에 있도록 유지하는 것이 중요합니다.

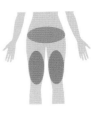

✅ **POINT**
골반은 항상 가운데, 엉덩이와 괄약근을 조이며 골반을 하늘로 밀어낸다.

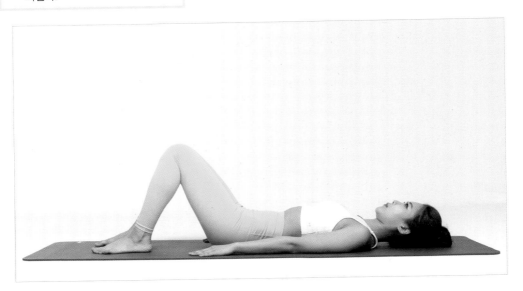

1. 바르게 누운 상태에서 무릎을 세운다.

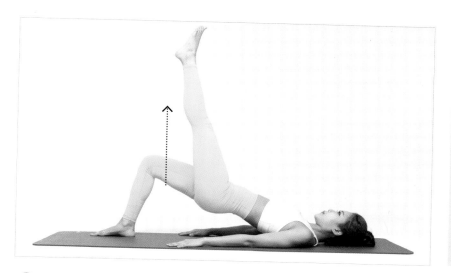

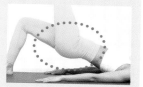

! 주의하기
다리를 들어 올릴 때 한쪽 엉덩이가 바닥에 가까워지지 않도록 주의한다.

2. 한쪽 다리를 수직 또는 사선으로 들어 올린다.
   숨을 마시고 내쉬며 엉덩이부터 등까지 바닥에서 스티커를 떼어내듯 천천히 들어 5~10초간 버틴다.

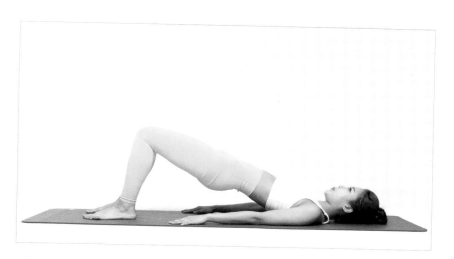

3. 들어 올린 다리를 바닥에 내려놓고 천천히 1번 자세로 돌아간다.
   숨을 마시고 내쉬며 반대쪽도 동일한 방법으로 해준다.

백푸쉬업 1단계

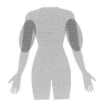

**10회
3세트**

이 운동은 팔을 탄탄하게 잡아 줄 수 있는 동작입니다. 소파와 침대, 의자 등 튼튼하게 버틸 수 있는 물체만 있다면 어디서든 할 수 있습니다. 팔과 삼두를 단련하는 동작이지만 손목에도 힘이 들어가기 때문에 평소 손목이 자주 아프다면 조심해야 합니다.

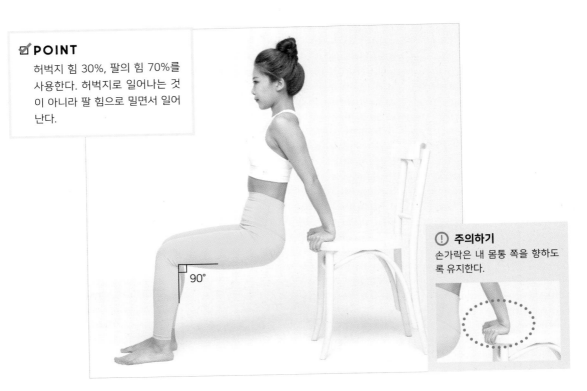

> ☑ **POINT**
> 허벅지 힘 30%, 팔의 힘 70%를 사용한다. 허벅지로 일어나는 것이 아니라 팔 힘으로 밀면서 일어난다.

90°

> ⓘ **주의하기**
> 손가락은 내 몸통 쪽을 향하도록 유지한다.

1. 손바닥을 소파나 침대에 올려놓고 무릎은 90도로 접어 유지한다. 발바닥은 바닥에 붙인다.

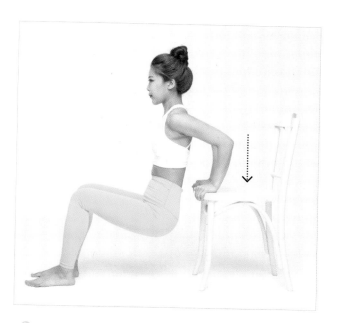

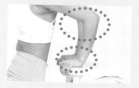

⚠️ **주의하기**
팔꿈치가 벌어지거나 너무 모이지 않도록 유지하고 손목이 너무 꺾이지 않도록 주의한다.

2. **숨을 내쉬며** 천천히 팔꿈치를 접어 내려간다.

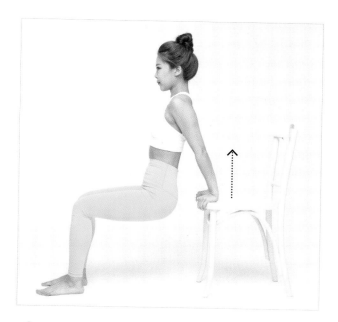

3. 올라올 때는 다리의 힘이 아니라 팔의 힘으로 올라온다. 손바닥으로 바닥을 밀어내며 올라왔다 내려가는 것을 반복한다.

인어자세

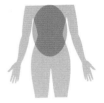

5초
3세트

내 몸을 옆으로 쭉 늘여주는 스트레칭 동작입니다. 이 동작은 골반교정에 좋은 현자세에서 시작해 옆구리를 늘여서 옆구리부터 등라인까지 예쁘게 만들어 줍니다. 오른쪽과 왼쪽 옆구리를 쭉쭉 늘여서 스트레칭 해줍니다.

☑ **POINT**
현자세는 골반교정에 좋다.

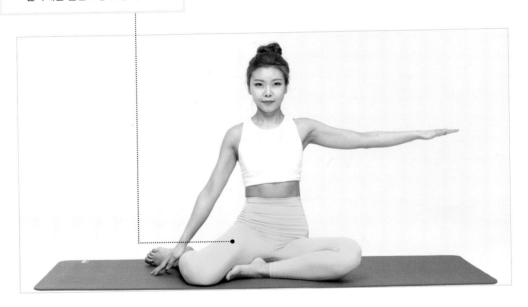

1. 현자세로 앉아 오른손은 바닥에 내려놓고 왼손은 옆으로 뻗는다.

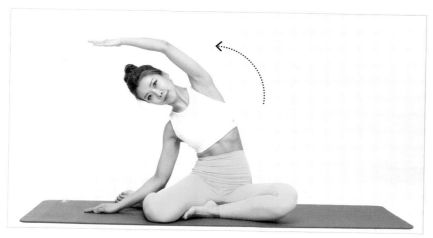

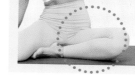

⚠ **주의하기**
골반은 정면에 두고 엉덩이와 무릎이 바닥에서 떨어지지 않도록 유지한다.

2. **숨을 마시고 내쉬며** 왼쪽 옆구리를 길게 늘여 스트레칭 해준다.
몸통이 앞뒤로 움직이지 않도록 해주고 손을 더욱 멀리 뻗어 옆구리를 길게 늘인다는 느낌을 유지한다.

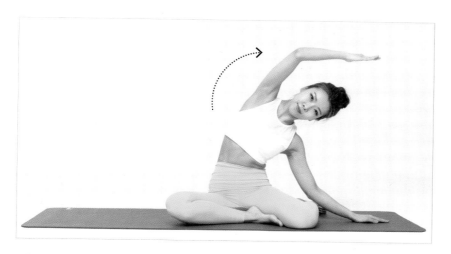

3. 반대쪽도 반복한다.

TIP.
현자세에서 엉덩이가 너무 뜬다면 처음에는 양반다리로 앉아서 동작을 해준다.

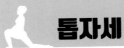 # 톱자세

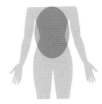

톱질을 하거나 빨래를 짜듯이 몸을 비틀어주는 동작입니다. 비트는 동작에 등
라인을 예쁘게 만들 수 있습니다. 이 동작은 골반교정에 좋은 현자세로 앉아
시작하고 옆구리와 등을 스트레칭 합니다.

☑ **POINT**
일상에서 현자세로 앉아 틀어진
골반을 교정해줄 수 있다.

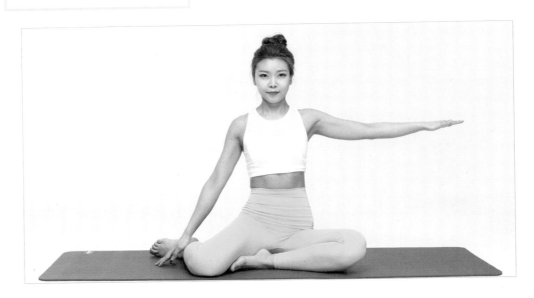

1. 현자세로 앉아 왼손을 옆으로 길게 뻗는다.

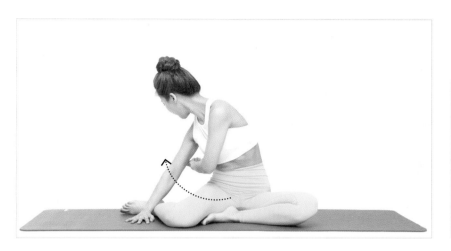

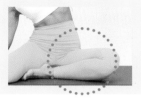

⚠ 주의하기
골반은 정면에 두고 엉덩이와
무릎이 바닥에서 떨어지지 않도
록 유지한다.

2. 오른쪽 겨드랑이 사이로 왼손을 넣어 몸통을 빨래 짜듯 비튼다. 손바닥
은 하늘을 향하고 시선은 손끝을 본다.
숨을 마시고 내쉴 때마다 손은 더 뒤로 보내고 등을 더욱더 조인다.

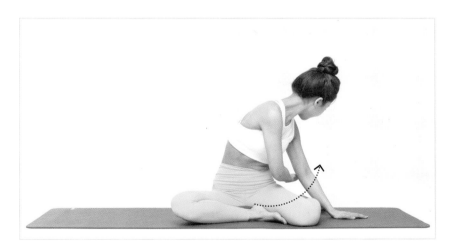

3. 반대쪽도 반복한다.

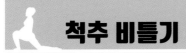

척추 비틀기

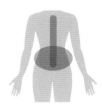

10회
3세트

이 동작은 척추가 뻐근할 때 좋습니다. 또 통자 허리를 날씬하게 만들어주는 스트레칭입니다. 복근 운동을 하기 전에 해주면 척추의 회전근을 강화시키고 복횡근을 안정화하는 효과가 더욱 커집니다.

☑ **POINT**
· 엉덩이부터 머리까지 위로 바르게 세운 상태로 몸통을 회전시킨다.
· 내쉴 때마다 복부를 척추 쪽으로 당긴다.

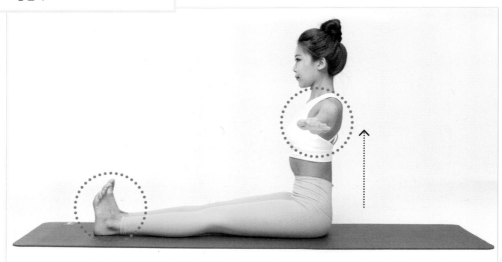

1. 다리를 모아 길게 앞으로 뻗고 발은 아치를 당겨 내 몸통 쪽으로 당겨 그대로 유지한다. 손은 양옆으로 뻗어 어깨 높이에서 약간 뒤로 밀어주고 손바닥은 바닥을 향하도록 한다.

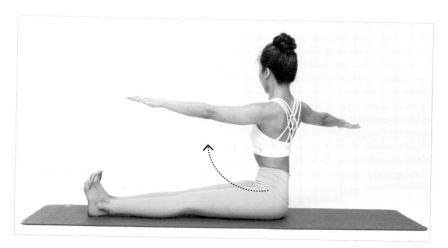

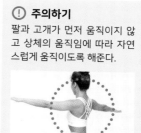

주의하기
팔과 고개가 먼저 움직이지 않고 상체의 움직임에 따라 자연스럽게 움직이도록 해준다.

2. **숨을 내쉬며** 상체를 한쪽으로 회전시킨다.

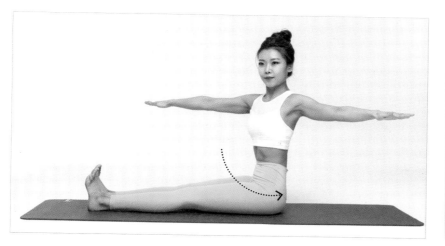

주의하기
· 몸통이 앞뒤로 치우쳐지지 않고 엉덩이 위에 있도록 유지한다.
· 척추를 비틀 때 엉덩이가 뜨지 않도록 주의한다.

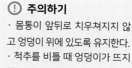

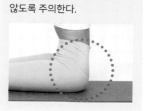

3. **숨을 마시며** 중앙으로 돌아와 다시 반대쪽으로 반복한다.

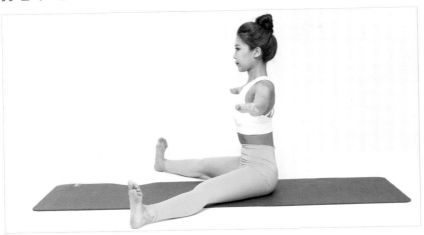

1. 앉아서 다리를 V자로 뻗고 발은 아치를 당겨 발끝이 몸통 쪽으로 향하게
한다.

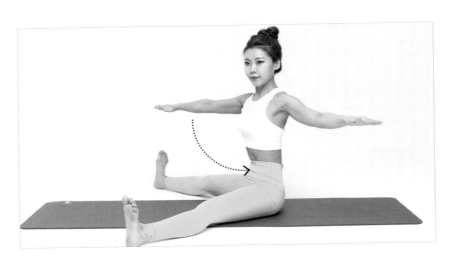

2. **숨을 내쉬며** 몸통을 한쪽으로 회전시킨다.
숨을 마시며 정면으로 돌아왔다가 반복한다.

굽은 등 마사지

자세가 좋지 않아 등이 굽어 있으면 담이 잘 걸리거나 어깨가 결리는 느낌이 들 수 있습니다. 그럴 때 폼롤러로 마사지를 해주면 좋습니다. 뻐근하고 아픈 굽은 등 말고 매끈한 등 라인으로 변신하고 싶다면 등 전체를 마사지해줍니다.

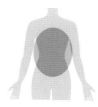

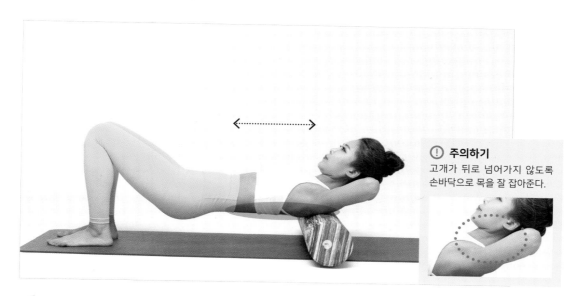

☑ **POINT**
마사지할 때 통증이 크다면 시간과 횟수를 줄인다.

⚠ **주의하기**
고개가 뒤로 넘어가지 않도록 손바닥으로 목을 잘 잡아준다.

1. 엉덩이를 번쩍 들어 어깨부터 날개뼈 아래까지 폼롤러 위를 왔다갔다 하면서 마사지한다.

≫ **난이도 높이는 법**
단단한 폼롤러를 사용한다.

중심을 잡는 토일

81

광배근 마사지

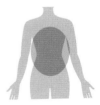

폼롤러 위에 누워 광배근을 마사지해주는 동작입니다. 브래지어 끈에 의해 압박받는 느낌이 큰 여성들에게 필수인 동작입니다. 자꾸 담에 걸리는 굽은 등 말고 탄탄한 등을 위해 폼롤러로 광배근과 등 전체를 마사지해줍니다.

☑ **POINT**

마사지하는 부위가 너무 아프면 시간을 줄인다.

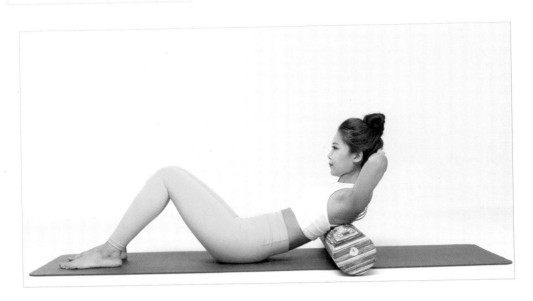

1. 무릎을 세워 앉은 상태에서 폼롤러를 날개뼈 있는 쪽에 댄다.

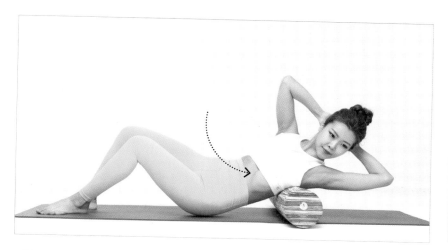

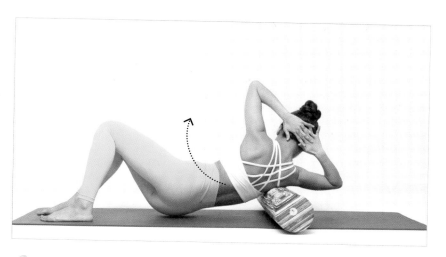

⚠️ **주의하기**
고개가 뒤로 넘어가지 않도록
손바닥으로 잘 잡아준다.

2. 몸을 옆으로 살짝 돌려 겨드랑이 쪽에 폼롤러가 닿도록 댄다.
날개뼈 아래부터 허리 위까지 폼롤러 위를 왔다갔다 하면서 마사지해준다.

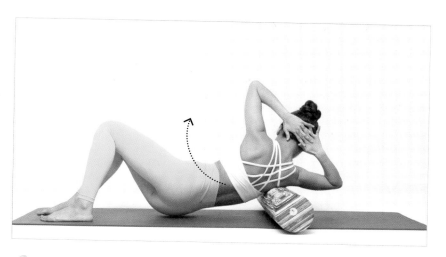

3. 반대쪽도 동일한 방법으로 해준다.

중심을 잡는 타입

물통 들고 옆으로 옆구리 내리기

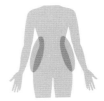

20~30회
3세트

이 운동은 옆구리와 내외복사근에 자극을 주는 동작입니다. 운동을 할 시간이 없을 때 언제 어디서든 할 수 있는 간단 운동으로 옆구리를 예쁜 S라인으로 만들어줍니다. 물통이 아니라 아령을 사용해도 좋습니다.

☑ **POINT**
양손에 무거운 짐을 들고 있는 것 처럼 느끼며 내려간다.

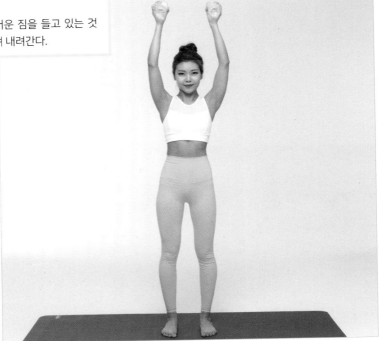

1. 다리는 골반넓이로 유지하고 물통을 들고 손은 만세한다.

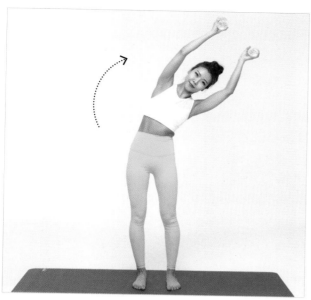

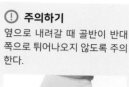
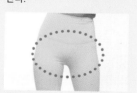
2. **숨을 내쉬며** 오른쪽으로 내려간다.

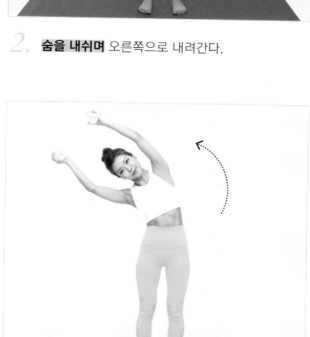

>> **난이도 높이는 법**
물통이나 아령의 무게를 높인다.

3. **숨을 마시고** 제자리로 돌아왔다가 **숨을 내쉬며** 반대쪽으로 내려긴다.

양치질하며 X자 스쿼트

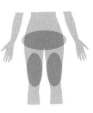

이 닦을 때 해줄 수 있는 틈새 운동입니다. 엉덩이는 힙업도 중요하지만 옆 엉덩이 운동도 중요합니다. 옆 엉덩이에 자극이 온다면 제대로 운동하고 있다는 뜻입니다. 이 운동으로 엉덩이 근육을 골고루 사용해 예쁜 엉덩이를 만들 수 있습니다.

☑ **POINT**
올라올 때 발바닥으로 바닥을 밀어내며 힘차게 올라온다.

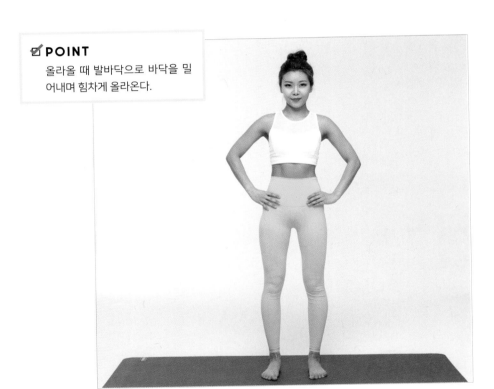

1. 다리를 골반넓이로 벌려 바르게 선다.

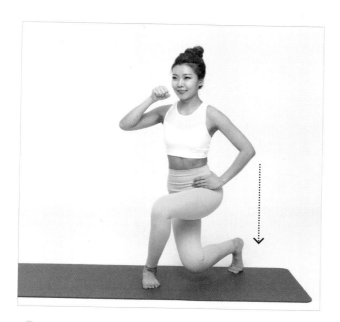

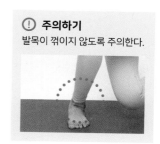

(!) 주의하기
발목이 꺾이지 않도록 주의한다.

2. 오른다리를 왼다리 뒤로 보내 다리를 X자로 만들고 상체는 인사하듯 살짝만 기울인다.
숨을 내쉬며 무릎을 접어 앉았다가 돌아오며 동작을 반복한다.

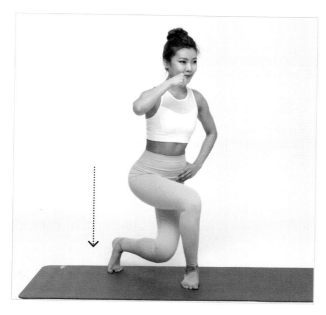

3. 왼다리도 동일하게 진행한다.

87

걸레질 플랭크 프론트 사이클

바닥에 앉아 걸레질을 하다 보면 허리가 아플 때가 있습니다. 집안일을 하면서도 운동을 할 수 있는 동작입니다. 걸레질을 하면서 엉덩이, 허벅지 등 전신의 근력을 단련하는 전신운동 효과를 얻을 수 있습니다

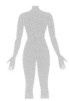

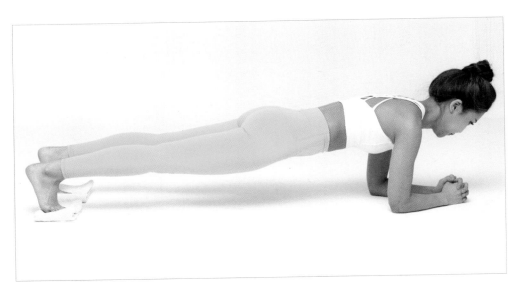

1. 플랭크 자세에서 양 발바닥 아래 걸레를 놓는다.

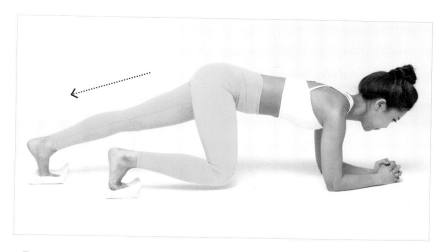

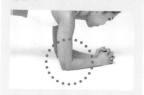

⚠ 주의하기
미끄러지지 않도록 주의하고 손목이 아프다면 팔꿈치 접어 진행한다.

2. **숨을 마시고 내쉬며** 앞뒤로 다리를 움직여 방바닥을 닦는다.

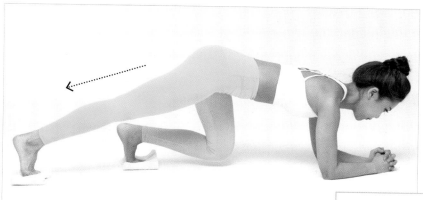

≫ 난이도 높이는 법
자전거 타듯 속도를 더 빠르게 올린다.

3. 팔로 이동하며 바닥을 깨끗하게 닦아준다.

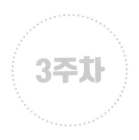

필라테스와 익숙해지기

여기까지 열심히 따라 오셨나요? 몸이 점점 운동에 익숙해질 거예요. 뭉치고, 결리고, 틀어져 있던 근육을 풀고 강화시킵니다. 바르고 건강한 몸을 위해 꾸준히 하는 것이 가장 중요합니다.

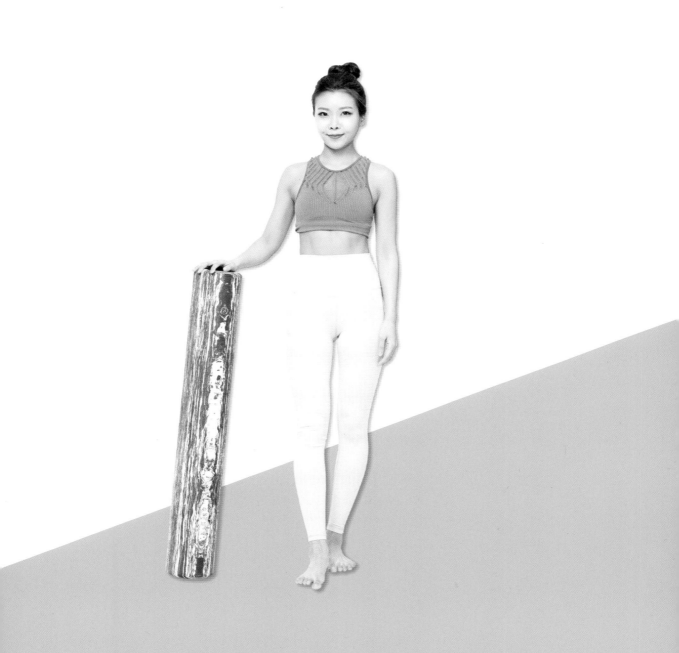

필라테스와 익숙해지기

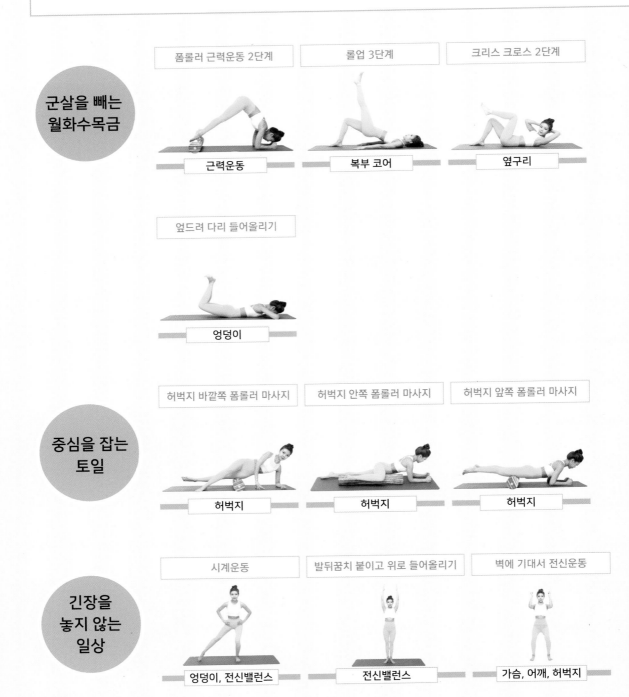

군살을 빼는 월화수목금

폼롤러 근력운동 2단계	롤업 3단계	크리스 크로스 2단계
근력운동	복부 코어	옆구리

엎드려 다리 들어올리기

엉덩이

중심을 잡는 토일

허벅지 바깥쪽 폼롤러 마사지	허벅지 안쪽 폼롤러 마사지	허벅지 앞쪽 폼롤러 마사지
허벅지	허벅지	허벅지

긴장을 놓지 않는 일상

시계운동	발뒤꿈치 붙이고 위로 들어올리기	벽에 기대서 전신운동
엉덩이, 전신밸런스	전신밸런스	가슴, 어깨, 허벅지

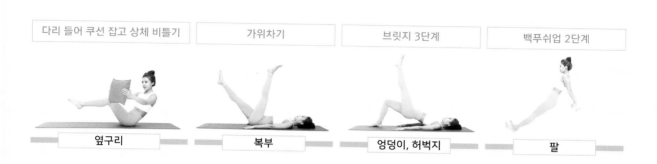

다리 들어 쿠션 잡고 상체 비틀기	가위차기	브릿지 3단계	백푸쉬업 2단계
옆구리	복부	엉덩이, 허벅지	팔

폼롤러 근력운동 2단계

폼롤러를 마사지할 때만 필요하다고 생각하셨나요? 오늘부터는 근력운동을
위해서 폼롤러를 사용할 수 있습니다. 전신 근력이 향상되는 동작으로 더욱
큰 효과를 보기 위해 팔꿈치와 팔, 어깨, 가슴, 배와 등까지 신체의 움직임과
위치를 신경 씁니다.

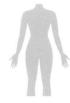

☑ **POINT**
팔꿈치가 어깨라인보다 밖으로 나
가지 않도록 팔꿈치로 바닥을 밀
어낸다.

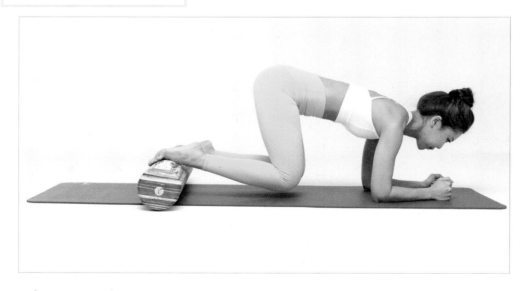

1. 폼롤러를 바닥에 가로로 내려놓은 후 무릎을 접어 발등을 댄다.

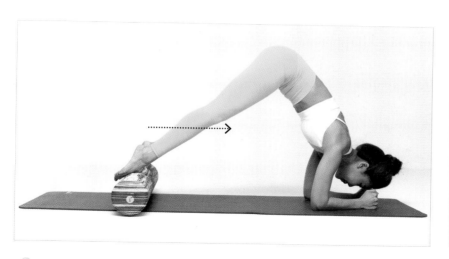

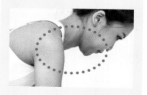

⚠ **주의하기**
동작을 할 때 목에 힘이 들어가면 아플 수 있으니 턱을 쇄골 쪽으로 당긴다.

2. **숨을 내쉬며** 무릎을 편 상태로 팔꿈치로 바닥을 밀어내며 엉덩이를 번쩍 들어 ㅅ자를 만든다.

    숨을 마시며 제자리로 돌아와 반복한다.

> **TIP.**
> 동작이 너무 힘들면 플랭크를 대신 해준다.

》》 난이도 높이는 법

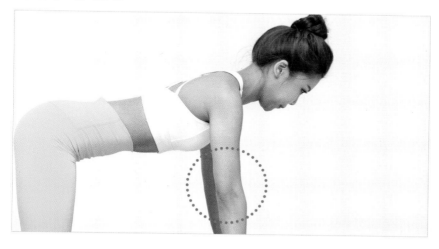

팔꿈치를 접지 말고 쭉 편 상태로 동작을 해준다.

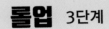

롤업 3단계

복근과 코어를 강화시키는 동작입니다. 복근 운동으로 보기 싫은 참치 뱃살을 없애보세요. 이 운동은 롤업에서 가장 어려운 난이도입니다. 무릎은 구부러지지 않도록 쭉 뻗고 상체를 들어 올려 복부의 코어를 강화하는 데 집중합니다.

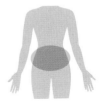

☑ **POINT**

상체를 들어 올리며 척추를 C커브
로 만드는 것이 가장 중요하다.

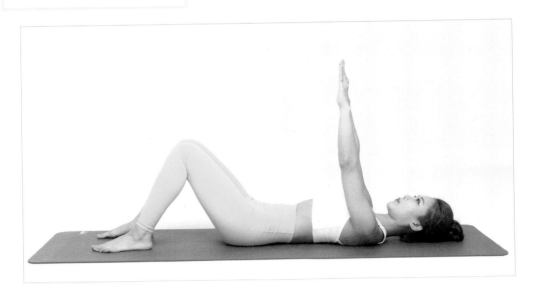

1. 바르게 누운 자세에서 무릎을 세우고 손은 머리 뒤로 깍지를 끼고 상체를 둥글게 말아 들어 올린다.

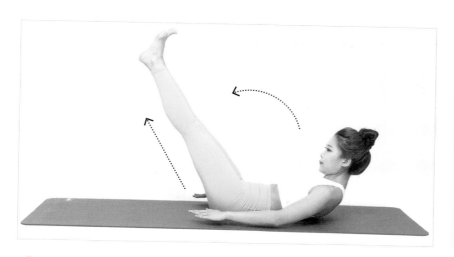

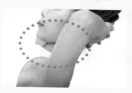

!) **주의하기**

목에 힘이 너무 들어가 아프다
면 밴드나 손으로 뒤통수를 받
치고 턱을 쇄골 쪽으로 당긴다.

2. 다리를 사선으로 들어 올려 쭉 뻗는다. **숨을 내쉬며** 고개부터 척추뼈를
   하나씩 쌓아 올리는 느낌으로 상체를 들어 올린다.
   숨을 마시며 상체를 천천히 내렸다가 올라오며 동작을 반복한다.

TIP. 헌드레드 3단계

호흡법을 제대로 따라하는 것이 중요합니다. 상체를 들어올린 채로 호흡을 계속 유지합니다.

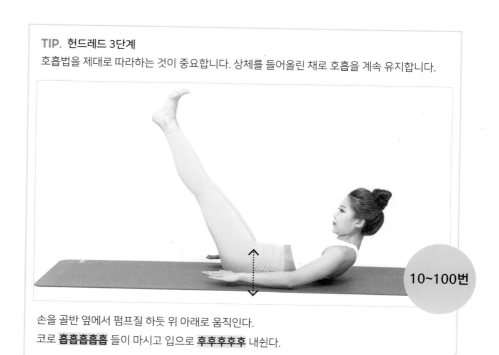

10~100번

손을 골반 옆에서 펌프질 하듯 위 아래로 움직인다.

코로 **흡흡흡흡흡** 들이 마시고 입으로 **후후후후후** 내쉰다.

군살을 빼는 월화수목금

97

크리스 크로스 2단계

많은 사람들이 원하는 11자 복근을 만드는 데 정말 좋은 운동입니다. 바닥에서 가슴을 들어 올려 오른쪽, 왼쪽으로 회전시키며 복직근, 내외복사근, 복횡근에 자극을 줍니다. 상체를 비틀 때 복부를 척추 쪽으로 끌어올려 동작을 해주는 것이 중요합니다.

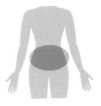

☑ **POINT**
복부 운동을 할 때 항상 척추의
C커브를 유지해야 한다.

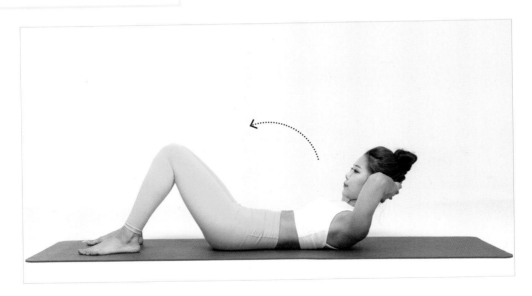

1. 바르게 누운 자세에서 무릎을 세우고 손은 머리 뒤로 깍지를 끼고 상체를 둥글게 말아 들어 올린다.

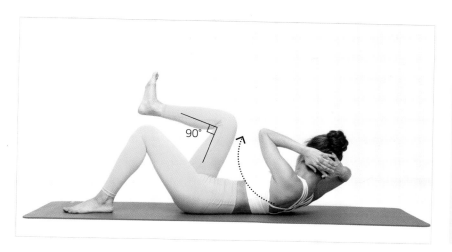

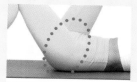

⚠ **주의하기**
몸을 비틀 때 골반이 흔들리지
않도록 주의하며 골반은 매트와
수평이 되도록 유지한다.

2. 한쪽 다리는 90도로 접어서 들어 올린다.
   숨을 내쉬며 상체를 비틀어 한쪽 팔꿈치와 들어 올린 무릎이 서로 만나
   도록 해준다.

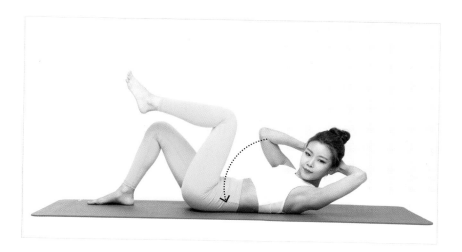

3. **숨을 마시며** 상체는 정면으로 돌아와 **숨을 내쉬며** 반대쪽을 반복한다.

TIP.
갈비뼈가 서로 만난다는 느낌으로 빨래를 짜듯 상체
를 비틀어준다.

군
살
을
빼
는
월
화
수
목
금

다리 들어 쿠션 잡고 상체 비틀기

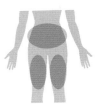

공이나 쿠션 등 물건을 잡고 상체를 옆으로 비틀어 복부와 옆구리에 큰 자극을 주는 운동입니다. 다리를 들어 올린 채 하는 동작으로 복직근, 내외복사근과 함께 대퇴근력 강화를 함께 할 수 있습니다. 들어 올린 다리 사이가 벌어지지 않도록 힘을 줍니다.

☑ **POINT**
다리가 흔들리거나 벌어지지 않도록 다리에 힘을 꽉 주며 버틴다.

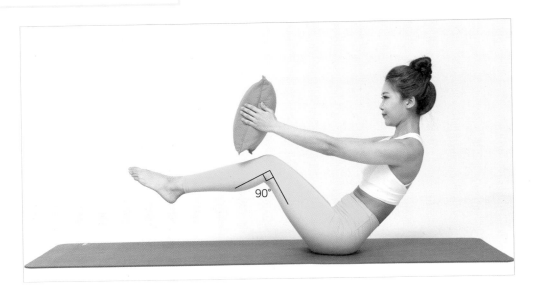

90°

1. 발바닥을 바닥에서 떼고 다리는 90도로 접는다.
   팔은 쿠션을 잡고 앞으로 나란히 뻗고 척추는 C커브를 유지한다.

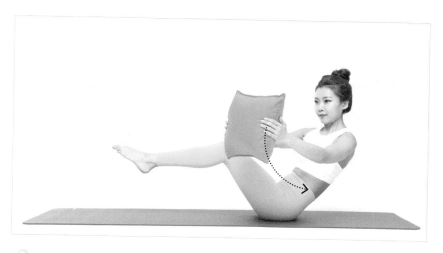

2. 중심을 잘 유지하고 **숨을 내쉬며** 상체를 왼쪽으로 비튼다.

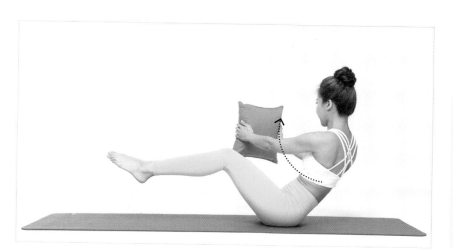

! **주의하기**
골반이 틀어지지 않도록 몸통만
비튼다.

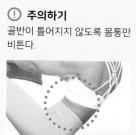

3. **숨을 마시며** 정면으로 돌아왔다가 **숨을 내쉬며** 반대쪽으로 비튼다.

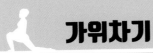 **가위차기**

뱃살이 걱정이라면 이 동작을 꼭 해줍니다. 이 운동은 하복부에 특히 힘이 많이 들어가는 동작입니다. 허리 약하신 분들은 엉덩이 옆쪽으로 손바닥을 넣어 반동으로 지지해주는 것이 좋습니다. 다리로 가위질을 하듯 동일한 각도를 유지하면서 동작을 해주며 복부와 허리, 허벅지 전체를 단련시켜 줍니다.

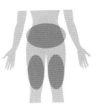

☑ POINT
다리로 가위질하듯 힘 있게 움직여준다.

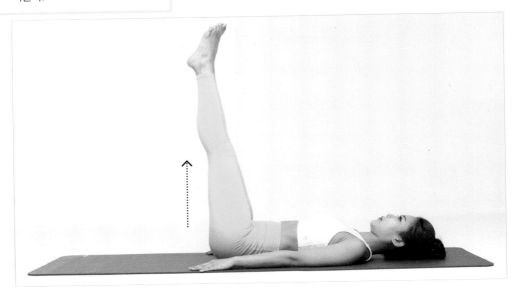

1. 바르게 누운 상태에서 다리를 수직으로 들어준다.

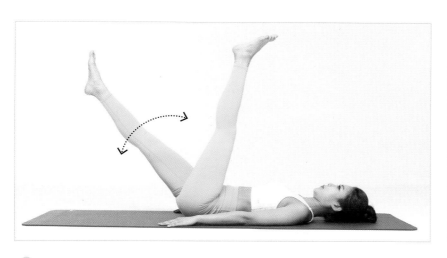

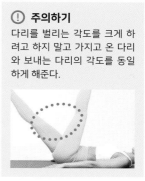

⚠ 주의하기

다리를 벌리는 각도를 크게 하려고 하지 말고 가지고 온 다리와 보내는 다리의 각도를 동일하게 해준다.

2. **숨을 내쉬며** 왼다리를 내 몸 쪽으로 가지고 오고 오른다리는 왼다리를 가져온 각도만큼 멀리 보낸다. 가위질하듯 반복한다.

》 난이도 높이는 법

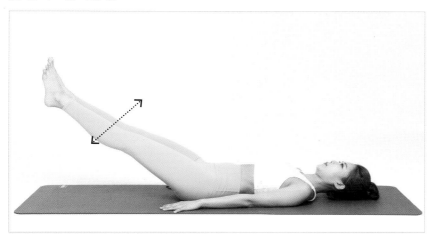

양다리 붙여 함께 내려갔다 올라온다.

브릿지 3단계

10~20회
3세트

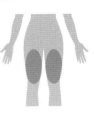

힙업과 함께 엉덩이의 라인을 살리고 싶다면 브릿지를 해줍니다. 엉덩이가 바닥에서 떨어져 있는 상태에서 다리를 들어 올려 위아래로 움직이며 운동합니다. 움직임이 큰 만큼 골반이 위아래로 흔들리지 않도록 유지하는 것이 중요합니다.

☑ **POINT**

골반은 항상 가운데에 두고 엉덩이와 괄약근을 조이며 골반을 하늘로 밀어낸다.

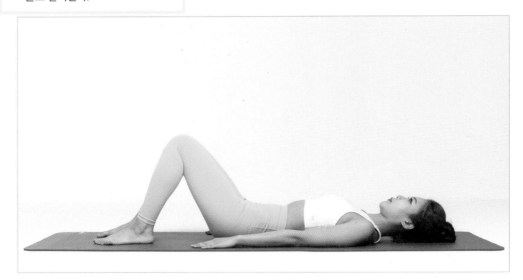

1. 바르게 누운 상태에서 무릎을 세운다.

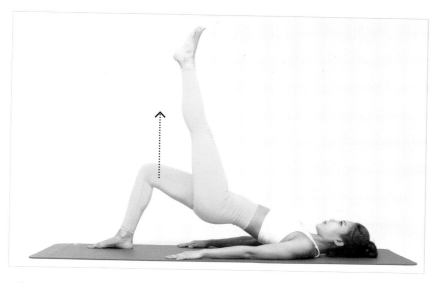

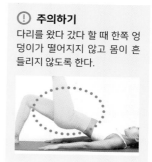

⚠ **주의하기**
다리를 왔다 갔다 할 때 한쪽 엉덩이가 떨어지지 않고 몸이 흔들리지 않도록 한다.

2. **숨을 내쉬며** 엉덩이부터 등까지 스티커를 떼어내듯 천천히 들어 올린다. 한쪽 다리를 수직으로 들어올리고 5~10초간 버틴다.

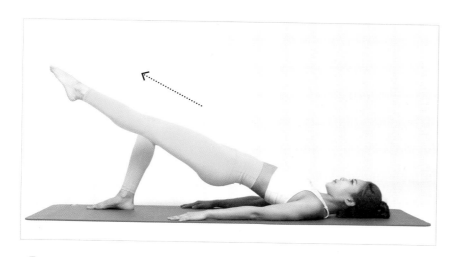

3. **숨을 마시고 내쉬며** 수직으로 들어 올린 다리를 사선으로 내렸다가 올리며 반복해준다.

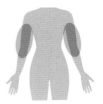

10~20회
3세트

지방이 흔들리는 팔을 탄탄하게 만들어주는 동작입니다. 팔 근육을 자극하는 동작이며 손목에도 힘이 들어갑니다. 평소 손목이 아프다면 이 운동은 권하지 않습니다.

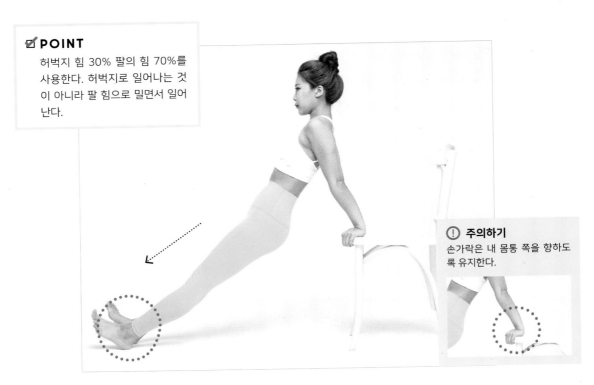

☑ **POINT**
허벅지 힘 30% 팔의 힘 70%를 사용한다. 허벅지로 일어나는 것이 아니라 팔 힘으로 밀면서 일어난다.

⚠ **주의하기**
손가락은 내 몸통 쪽을 향하도록 유지한다.

1. 다리를 앞으로 길게 뻗어 지지대를 멀리 보내 뒷꿈치만 바닥에 댄다.

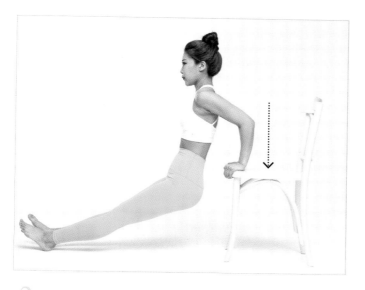

2. **숨을 마시고 내쉬며** 팔꿈치를 접어 내려갔다 올라온다.

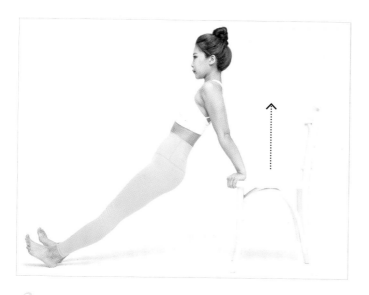

3. 올라올 때는 다리의 힘이 아니라 팔의 힘으로 올라온다.
손바닥으로 바닥을 밀어 올라왔다 내려가는 것을 반복한다.

엎드려 다리 들어올리기

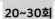

허리가 너무 꺾이지 않도록 복부에 최대한 힘을 주어 등 쪽으로 당기며 동작을 해줍니다. 발뒤꿈치를 붙인 상태를 계속해서 발바닥을 들어 올릴 때 엉덩이의 힘을 유지하는 것이 중요합니다.

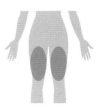

> ☑ **POINT**
>
> 다리를 접어 위로 올릴 때 발바닥 위에 무거운 짐이 있다 생각하며 들어 올리는 느낌이 들도록 운동한다.

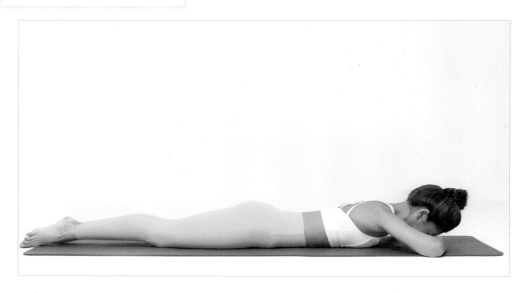

1. 엎드려 누운 자세에서 손은 포개고 손등 위에 이마를 올린다.
두 다리를 길게 쭉 뻗은 다음 발뒤꿈치만 떨어지지 않도록 꽉 붙인다.

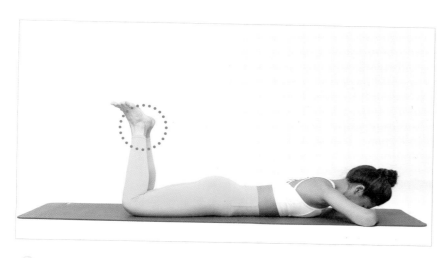

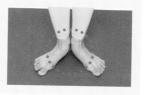

⚠ **주의하기**
발뒤꿈치가 떨어지지 않도록 주의한다.

2. 발바닥이 하늘을 향하도록 무릎을 접는다.

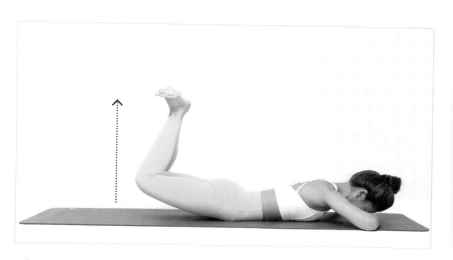

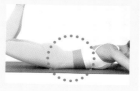

⚠ **주의하기**
허리가 너무 꺾이지 않도록 복부를 척추 쪽으로 밀어 복부의 힘을 놓치지 않도록 한다.

3. **숨을 내쉬며** 허리가 꺾이지 않도록 복부로 바닥을 밀고 발바닥은 하늘을 들어 올린다.

숨을 마시며 다리를 내렸다가 들어 올린다.

군살을 빼는 월화수목금

109

》 난이도 높이는 법

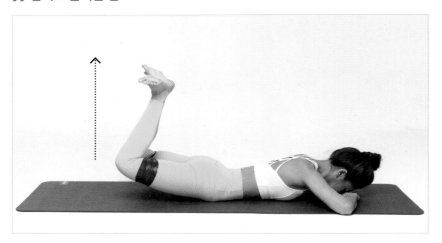

허벅지에 밴드를 타이트하게 묶고 저항을 높인다. 무릎 사이의 간격이 골반 넓이보다 벌어지지 않도록 한다.

> **TIP.**
>
>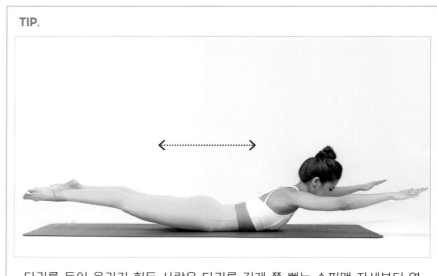
>
> 다리를 들어 올리기 힘든 사람은 다리를 길게 쭉 뻗는 슈퍼맨 자세부터 연습하는 것이 좋다.

허벅지 바깥쪽 폼롤러 마사지

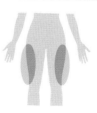

바지를 입었을 때 튀어나와 보기 싫은 허벅지 바깥쪽 살을 폼롤러로 모두 풀어줍니다. 장경인대와 대퇴근막장근은 우리가 걷거나 뛸 때 사용합니다. 생활하면서 가장 많이 움직이는 근육이니 자주 마사지해 풀어주면 좋습니다.

☑ **POINT**
자가근막이완에 도움을 준다.

⚠ **주의하기**
너무 아프다면 억지로 폼롤러를
굴리기보다 지그시 눌러준다.

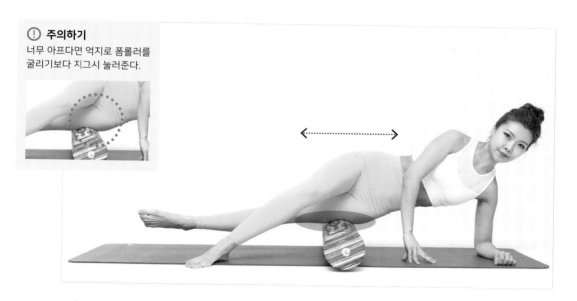

1. 허벅지 아래에 폼롤러는 가로로 두고 오른다리를 접어 발바닥은 바닥을 향하도록 한다. 아래에 있는 다리는 길게 쭉 뻗어 유지한다.
자연스럽게 **숨을 마시고 내쉬며** 허벅지 옆라인을 따라 마사지해준다.

111

허벅지 안쪽 폼롤러 마사지

20~30회

허벅지 안쪽에 있는 내전근은 림프순환에 영향을 미치는 근육입니다. 다리부종이 심하고 순환이 잘 되지 않으면 이 동작으로 허벅지 안쪽을 풀어주세요. 폼롤러를 사용하여 마사지하면 근막을 풀어주는 데 도움이 되므로 틈틈이 마사지해주는 것이 좋습니다.

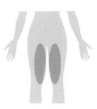

☑ POINT

근막을 풀어주는 데 효과적이다.

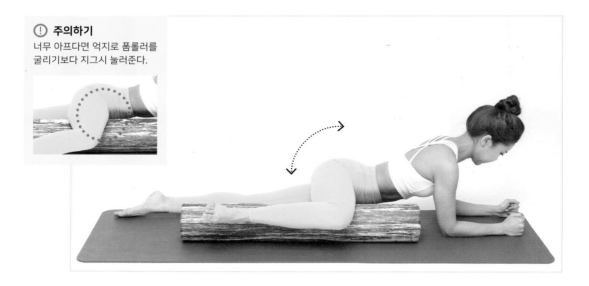

(!) 주의하기
너무 아프다면 억지로 폼롤러를 굴리기보다 지그시 눌러준다.

1. 한쪽 다리는 접어 폼롤러 위에 올려놓고 자연스럽게 **숨을 마시고 내쉬며** 허벅지 안쪽과 회음부 라인까지 마사지해준다.

112

허벅지 앞쪽 폼롤러 마사지

앞으로 튀어나온 허벅지 살을 폼롤러로 풀어줍니다. 허벅지 바깥쪽과 안쪽에 이어 마지막으로 허벅지 앞쪽을 마사지해주며 허벅지 전체 자가근막이완 마사지를 마무리합니다.

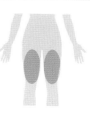

☑ POINT
근막을 풀어주는 데 효과적이다.

① 주의하기
폼롤러가 닿은 부위가 너무 아프면 굴리지 말고 지그시 눌러준다.

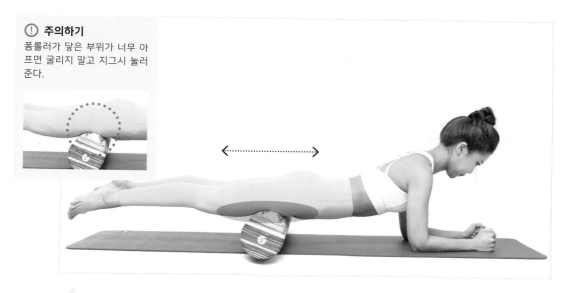

1. 폼롤러는 허벅지의 앞쪽에 가로로 놓고 팔로 바닥을 밀어내며 다리는 띄운다. 자연스럽게 **숨을 마시고 내쉬며** 폼롤러 위를 왔다갔다 하면서 천천히 마사지해준다.

113

시계처럼 다리로 시간을 콕콕 찍어주며 운동합니다. 전신 밸런스를 향상시키고 엉덩이 근육을 자극하는 동작으로 되어 있습니다. 전신의 밸런스가 향상되면 몸매의 라인이 예뻐집니다.

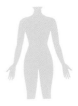

☑ **POINT**
버티고 있는 다리로 중심을 잘 잡아주어야 한다.

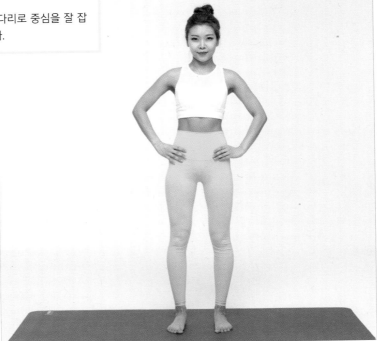

1. 손을 골반 옆에 두고 바르게 선다.

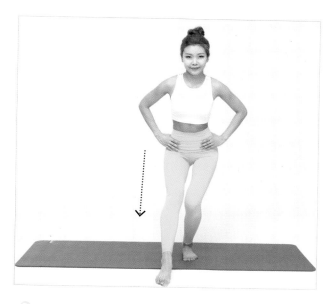

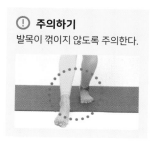

① **주의하기**
발목이 꺾이지 않도록 주의한다.

2. 왼다리는 구부리고 오른다리를 쭉 뻗어 **숨을 내쉬며** 12시 방향에서 1시 방향을 발가락으로 콕 찍는다.

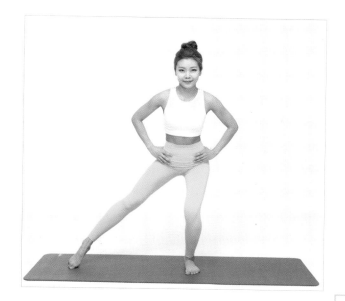

① **주의하기**
엉덩이가 한쪽으로 틀어지지 않도록 주의한다.

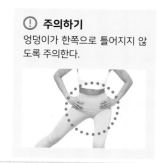

3. **숨을 마시고 내쉬며** 2시에서 3시 방향을 콕 찍는다.

TIP.
한쪽 다리로 중심을 잡고 서있기 어려우면 벽이나 폼
롤러(배꼽 앞에서 팔을 뻗어 닿는 위치에)를 세로로
세워 놓고 잡고 진행하는 것이 좋다.

긴장을 놓지 않는 일상

115

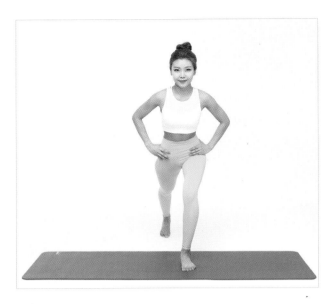

4. 숨을 내쉬며 6시를 콕 찍어준다. 반대쪽도 같은 방법으로 해준다.

>> 난이도 높이는 법

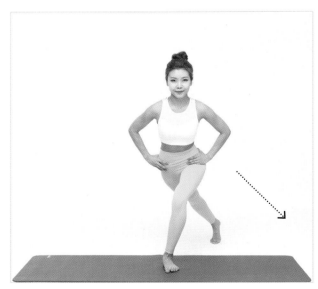

6시를 지나 7시까지 다리를 더 멀리 보낸다.

발뒤꿈치 붙여 위로 들어올리기

5~10초
5세트

전신 밸런스를 향상시키는 동작입니다. 또 양다리와 발뒤꿈치를 꽉 붙여 오다리를 개선하는 데 좋습니다. 다리와 무릎을 구부러지나 떨어지지 않게 힘을 주어 붙이고 위로 들어 올리는 운동입니다. 집안일을 할 때나 대중교통을 타고 이동할 때 틈틈이 해주면 다리라인을 예쁘게 만드는 데 도움을 줍니다.

☑ **POINT**
발뒤꿈치와 무릎의 간격이 벌어지지 않도록 꼭 붙인다.

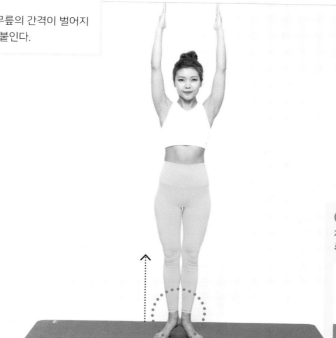

긴장을 놓지 않는 일상

⚠ **주의하기**
체중이 너무 앞으로 쏠리지 않도록 주의한다.

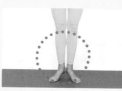

1. **숨을 내쉬며** 손을 만세하고 발뒤꿈치를 들어 올린다.
이때 무릎과 발뒤꿈치는 떨어지지 않도록 하고 팔은 위에서 잡아당기고 있는 느낌으로 높게 들어 5초간 버틴다.

TIP.
무릎 사이가 벌어진 O자 다리에게 좋은 동작이다.

117

벽에 기대서 전신운동

10~20초
3세트

허벅지와 어깨를 동시에 운동하는 일석이조의 동작입니다. 굽은 등, 약한 무릎을 가진 사람에게 도움이 됩니다. 벽에 등을 대고 스쿼트를 하며 팔꿈치를 움직이는 운동으로 어깨와 허벅지에 모두 자극을 줍니다. 가슴 스트레칭과 허벅지 근력 강화를 한 번에 할 수 있는 운동입니다.

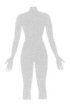

☑ **POINT**

스쿼트를 할 때 무릎이 아픈 사람은 무릎을 굽힌 상태로 유지하고 버티는 이 동작을 하는 것이 좋다.

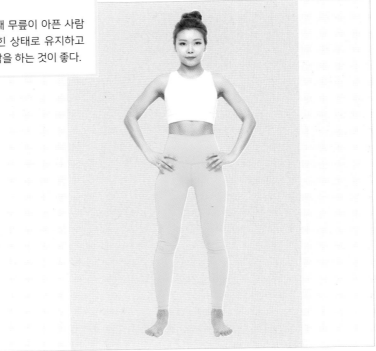

1. 벽에 등을 대고 다리는 골반넓이보다 약간 넓게 벌린 후 무릎을 접어 내려간다.

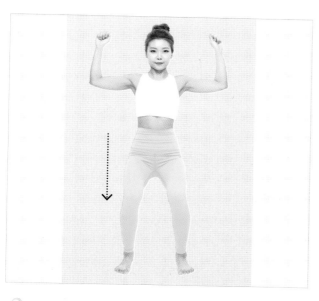

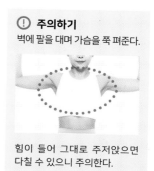

⚠ 주의하기
벽에 팔을 대며 가슴을 쭉 펴준다.

힘이 들어 그대로 주저앉으면
다칠 수 있으니 주의한다.

2. **숨을 내쉬며** 팔꿈치를 접어 벽에 대고 손등이 완전히 벽에 닿을 수 있도록 한다.

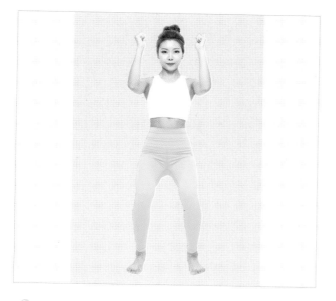

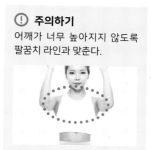

⚠ 주의하기
어깨가 너무 높아지지 않도록
팔꿈치 라인과 맞춘다.

3. **숨을 마시며** 다리는 그대로 유지하고 팔꿈치를 눈앞까지 가지고 왔다가 돌아간다. 올라올 때는 발바닥으로 바닥을 밀며 올라온다.

긴장을 놓지 않는 일상

내 몸에 딱 맞는 필라테스

4주차까지 열심히 운동한 여러분을 응원합니다. 건강한 몸매를 위해 매일 조금씩이라도 운동해주는 것이 필요합니다. 4주차의 운동은 가장 어려운 난이도로 구성되어 있습니다. 한 주 동안 열심히 따라와 주세요.

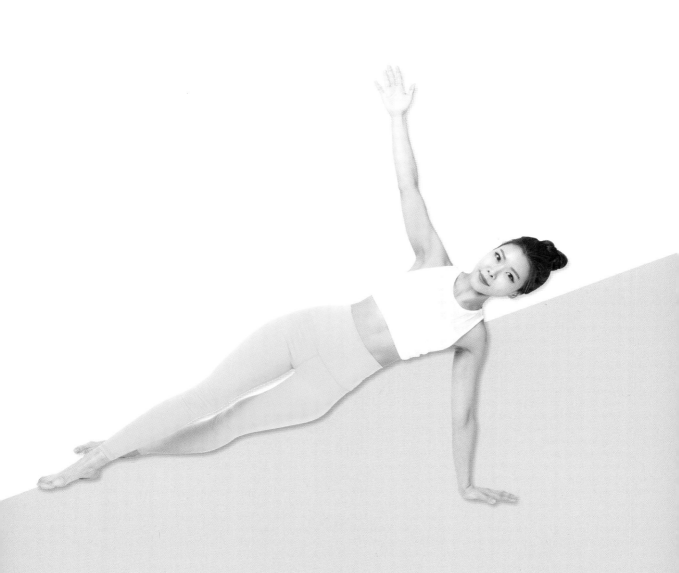

내 몸에 딱 맞는 필라테스

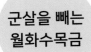
군살을 빼는
월화수목금

쿠션 두고 다리 길게 뻗기

복부

쿠션 두고 한 다리씩 길게 찌르기

복부

크리스 크로스 3단계

옆구리

사이드 플랭크 발차기

전신근력

허벅지 안쪽 운동

허벅지 안쪽

중심을 잡는
토일

종아리 폼롤러 마사지

종아리

힙 써클

골반

다리로 숫자 4 만들기

엉덩이

긴장을
놓지 않는
일상

누워서 다리 밀기

하복부

걸레질 사이드 런지

허벅지, 엉덩이

상체 들어 올려 버티기

전신근력, 팔

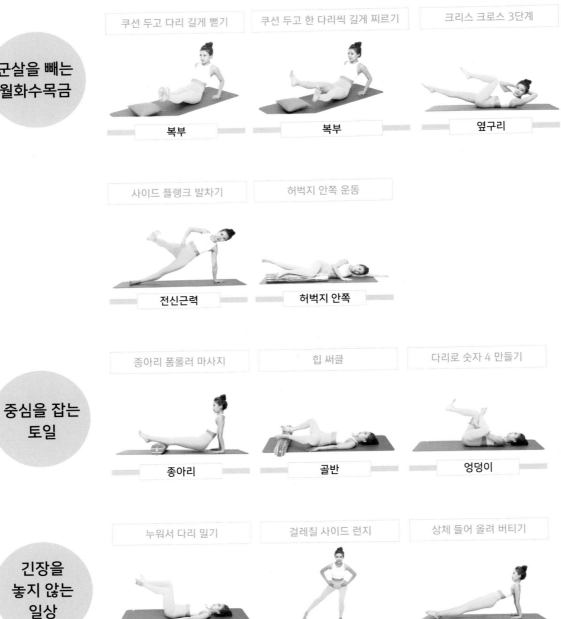

다리 뻗어 쿠션 잡고 상체 비틀기

엉덩이 높게 올리기

조개운동

한 쪽 다리 멀리 보내기

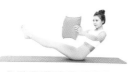

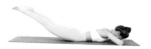

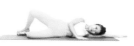

옆구리

엉덩이

엉덩이

엉덩이, 허벅지

상체 들어 한 다리씩 들어올리기

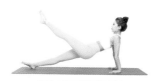

전신근력, 다리

쿠션 두고 다리 길게 뻗기

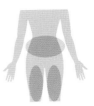

뱃살을 없애 더 예쁜 복부라인을 만드는 데 도움을 주는 운동입니다. 공이나 쿠션 등 물건을 앞에 두고 두 다리를 붙여 좌우로 찌르듯 길게 뻗어줍니다. 다리를 뻗을 때 몸이 흔들리지 않도록 상체로 버팁니다.

☑ POINT
복부는 척추 쪽으로 당겨 척추의
C커브를 유지한다.

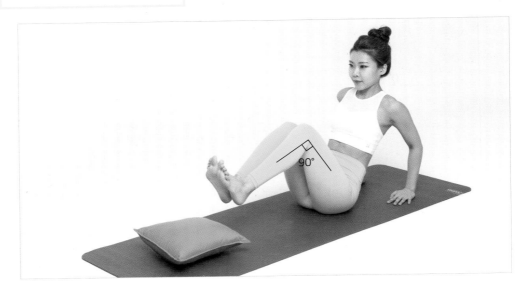

1. 앉은 자세에서 쿠션을 앞에 두고 손은 엉덩이 뒤로 내려놓은 후 다리는 90도로 접어 띄운다.

TIP.
쿠션 대신 베개를 사용해도 좋다.

124

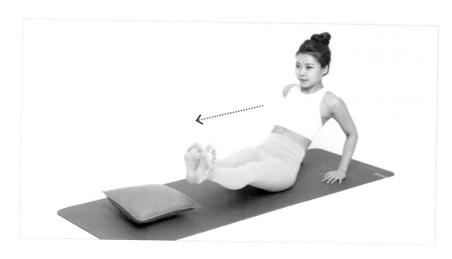

(!) **주의하기**

척추는 바르게 유지하고 몸통이
흔들리지 않도록 주의한다.

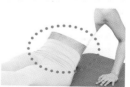

숨을 내쉬며 공이나 물건을 피해 왼쪽으로 다리를 길게 뻗는다.

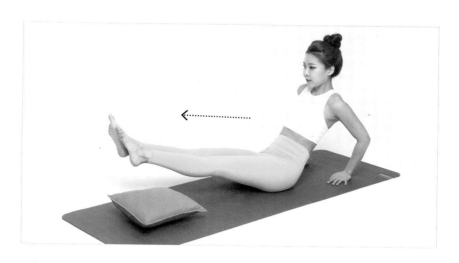

숨을 마시며 다리를 접고 중앙으로 돌아와 **숨을 내쉬며** 반대쪽으로 다
리를 길게 뻗는다.

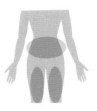

쿠션 두고 한 다리씩 길게 찌르기

20~30회
3세트

복직근과 내외복사근을 비롯한 복부의 근육과 코어를 강화시킬 수 있는 동작입니다. 공이나 쿠션 등의 물건을 다리 앞에 두고 한 다리씩 좌우로 찌르듯 길게 뻗어줍니다. 다리를 옮길 때와 다리를 뻗을 때 몸 전체가 흔들리지 않도록 상체를 단단히 고정합니다.

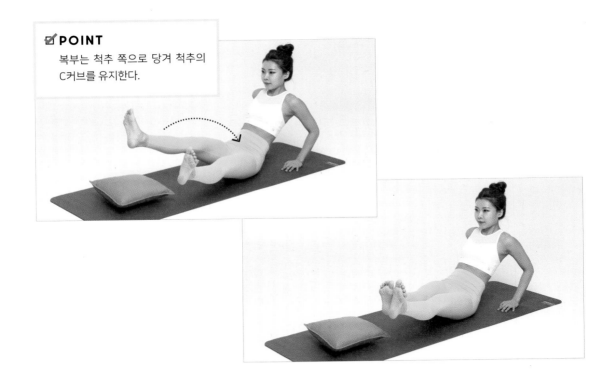

☑ **POINT**
복부는 척추 쪽으로 당겨 척추의 C커브를 유지한다.

1. 다리를 길게 뻗은 후 **숨을 내쉬며** 다리를 하나씩 왼쪽으로 옮긴다.
(시작 자세는 124쪽 참고)

TIP.
쿠션 대신 베개를 사용해도 좋다.

126

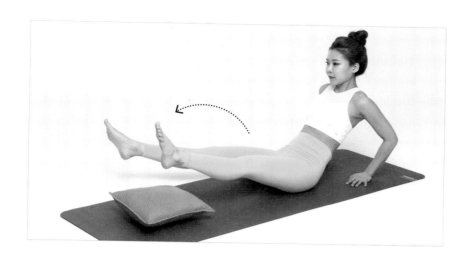

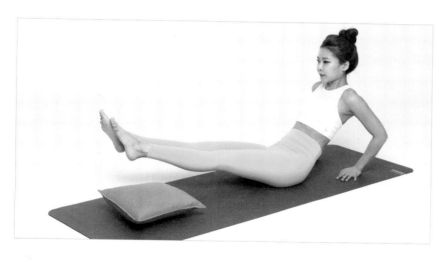

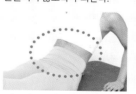

⚠ 주의하기
척추는 바르게 유지하고 몸통이
흔들리지 않도록 주의한다.

2. **숨을 마시며** 한 다리씩 중앙으로 돌아온다.
   숨을 내쉬며 반대쪽으로 다리를 하나하나 옮긴다.

군살을 빼는 월화수목금

크리스 크로스 3단계

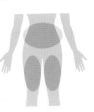

가슴을 들어 올려 오른쪽과 왼쪽으로 회전시키며 90도로 들어 올린 다리와 만나게 해줍니다. 복부에 큰 자극을 주는 동작입니다. 다리를 쭉 펴고 돌아오는 동작이 포함되어 있기 때문에 골반이 움직이지 않도록 더욱 신경 씁니다.

☑ **POINT**
복부 운동을 할 때 항상 척추의
C커브를 유지해야 한다.

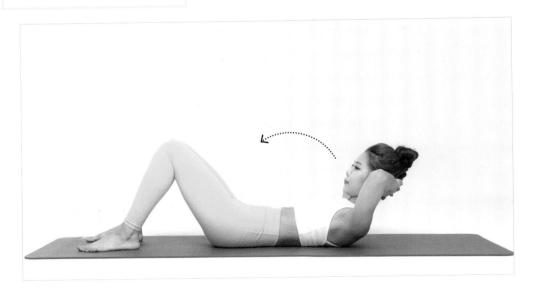

바르게 누운 자세에서 무릎을 세우고 손은 머리 뒤로 깍지를 껴 상체를 들어
올린다.

128

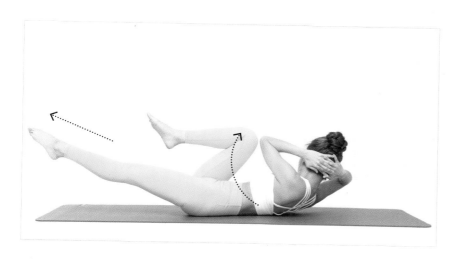

양쪽 다리를 90도로 접어서 들어 올리고 **숨을 내쉬며** 상체는 비틀어 왼쪽 팔꿈치와 오른쪽 무릎을 만나게 한다. 왼다리는 길게 스트레칭 하듯 뻗어 준다.

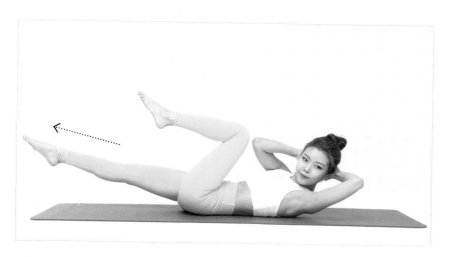

⊘ 주의하기
몸을 비틀 때 골반이 흔들리지 않도록 주의하며 골반은 매트와 수평이 되도록 유지한다.

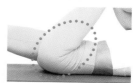

숨을 마시고 정면으로 돌아와 바로 **숨을 내쉬며** 반대쪽으로 진행한다.

TIP.
갈비뼈가 서로 만난다는 느낌으로 빨래를 짜듯 상체를 비틀어준다.

**20~30회
3세트**

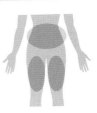

공이나 쿠션과 같은 물건을 잡고 상체를 옆으로 비틀어 복부와 옆구리에 자극을
줍니다. 다리를 들어 올려 동작을 하기 때문에 복직근, 내외복사근과 함께 대퇴
근력 강화를 함께 할 수 있습니다. 들어 올린 다리 사이가 벌어지지 않도록 힘을
주어 버팁니다.

✓ **POINT**
골반이 틀어지지 않도록 몸통만
비튼다.

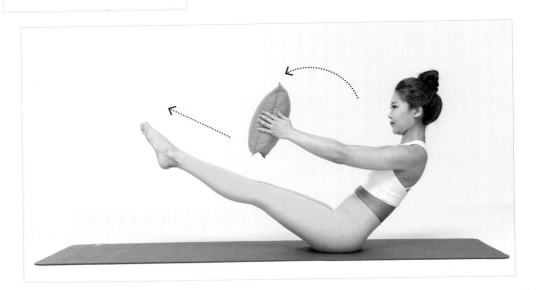

1. 다리는 쭉 뻗어 띄운 상태에서 쿠션을 잡고 팔은 앞으로 나란히 하고 척추는
C커브를 유지한다.

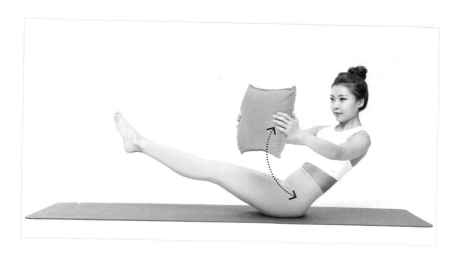

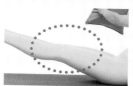

⚠ **주의하기**
다리가 흔들리거나 벌어지지 않
도록 다리에 힘을 꽉 주며 버틴다.

2. 중심을 잘 유지하고 **숨을 내쉬며** 상체를 왼쪽으로 비튼다.
숨을 마시며 정면으로 돌아와 **숨을 내쉬며** 반대쪽으로 비튼다.

》 난이도 높이는 법

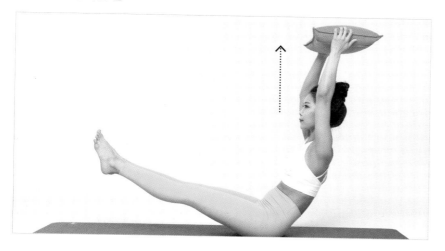

다리를 쭉 펴 띄우고 팔은 만세하고 몸통을 좌우로 비틀며 동작을 해준다.

엉덩이 높게 올리기

20~30회

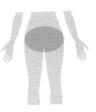

엉덩이 근육을 자극하는 운동입니다. 허리가 너무 꺾이지 않도록 복부를 등 쪽으로 당겨줍니다. 발뒤꿈치는 계속 붙인 상태에서 다리를 접었다 펼치며 허벅지는 바닥에서 떨어진 상태로 엉덩이에 힘을 주어 버팁니다.

☑ POINT

다리를 접어 위로 올릴 때 발바닥 위에 무거운 짐이 있다 생각하며 들어 올리는 느낌이 들도록 운동한다.

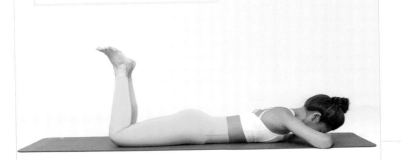

1. 엎드려 누워서 두 다리를 접고 발뒤꿈치 떨어지지 않도록 붙인다.

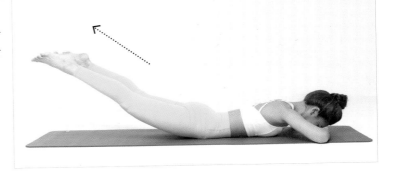

2. **숨을 내쉬며** 허벅지를 바닥에서 띄운 상태에서 길게 뻗는다.

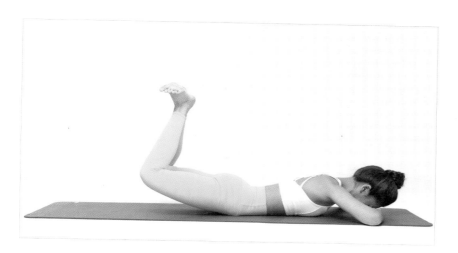

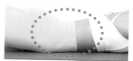

⚠ 주의하기
허리가 꺾이지 않도록 복부를
척추 쪽으로 당기며 힘을 준다.

숨을 마시며 허벅지는 띄운 상태에서 무릎만 접었다 **숨을 내쉬며** 2번으로
돌아가 반복한다.

〉〉 난이도 높이는 법

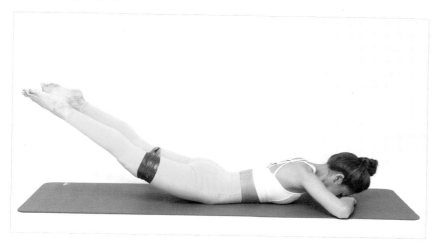

다리가 골반넓이보다 벌어지지 않도록 하고 허벅지에 밴드를 묶어 저항을 높
여 운동한다.

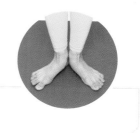

TIP.
발모양에 신경 쓴다.

조개운동

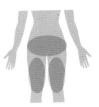

바닥에 누워 머리부터 엉덩이까지 딱 붙인다고 생각하고 동작을 해줍니다. 완벽한 힙업을 위해 옆으로 누운 상태에서 조개가 입을 열 듯이 다리를 천천히 벌려 옆 엉덩이에 자극을 주는 운동입니다.

☑ POINT

조개가 입을 열 듯 무릎을 열 때 무릎 사이에 끈적끈적한 껌이 있다고 생각하며 무겁게 열어준다.

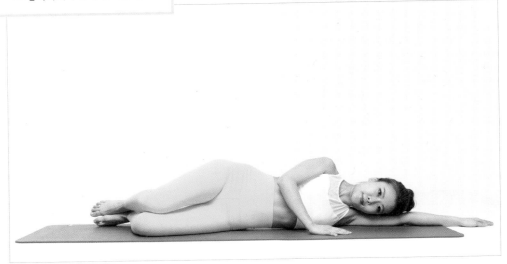

1. 옆으로 기대 누운 자세에서 다리를 90도가 되도록 접는다.
   머리부터 엉덩이, 발뒤꿈치까지 일직선이 되도록 해준다.

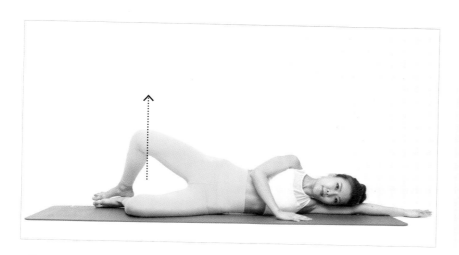

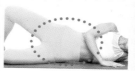

⚠ **주의하기**
발을 붙인 상태에서 엉덩이가
뒤로 휙 넘어가지 않도록 주의
한다.

2. 양 발 안쪽을 꽉 붙이고 **숨을 마시고 내쉬며** 무릎만 벌린다.
마치 조개처럼 열었다 닫았다 반복한다.

〉〉 난이도 높이는 법

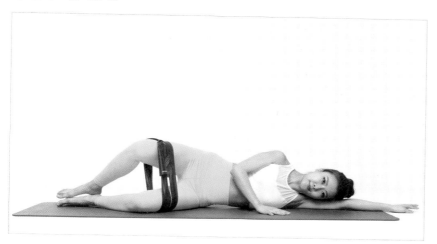

허벅지에 밴드를 묶고 저항을 주어 운동한다.

TIP.
자꾸 몸이 뒤로 넘어간다면 코어 힘이 부족하다는 뜻
이다. 옆으로 기대 누운 자세에서 가만히 유지하는
것을 먼저 하는 것이 좋다.

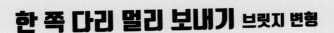
한 쪽 다리 멀리 보내기 브릿지 변형

허벅지 뒤쪽 살을 없애 스키니 진을 당당하게 입을 수 있도록 도와주는 운동입니다. 엉덩이 근육과 허벅지 뒤쪽, 코어까지 강화시키는 브릿지의 심화동작으로 난이도가 높아 코어에 힘이 부족하면 허리가 아플 수 있습니다. 허리에 통증이 느껴지면 운동을 멈추고 브릿지를 해줍니다.

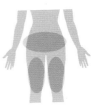

⚠ **주의하기**
허리가 꺾이지 않도록 주의한다.

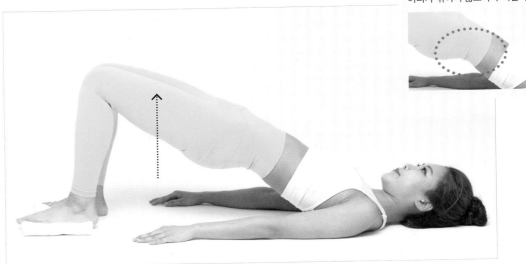

바르게 누워 발바닥 아래에 수건을 놓거나 양말을 신고 무릎을 세운다.
숨을 내쉬며 꼬리뼈부터 등까지 들어 올린다.

> **TIP.**
> 코어에 힘이 약하면 허리가 아플 수 있다. 먼저 브릿지(38쪽 참고) 동작부터 시작해 난이도를 높여준다.

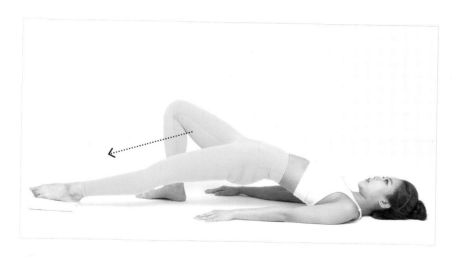

숨을 내쉬며 왼다리를 앞으로 뻗었다가 **숨을 마시면서** 돌아온다.

다시 숨을 내쉬며 오른다리를 길게 쭉 뻗어 보냈다가 제자리로 돌아와 반복한다.

사이드 플랭크 발차기

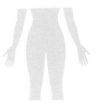

예쁜 골반라인을 만들어 주는 동작입니다. 사이드 플랭크 자세에서 발을 앞으로 차고 돌아와 다시 뒤로 차는 심화 운동입니다. 전신의 근력 향상, 고관절 굴곡근과 신전근의 강화에 도움을 줍니다. 발차기를 할 때 몸이 많이 흔들린다면 먼저 사이드 플랭크 자세에서 버티기를 실시합니다.

☑ **POINT**
마치 다리로 공기를 밀어내듯 앞으로 보냈다가 뒤로 보내준다.

⚠ **주의하기**
어깨가 아프지 않으려면 손바닥으로 바닥을 계속 밀어내는 힘을 유지한다.

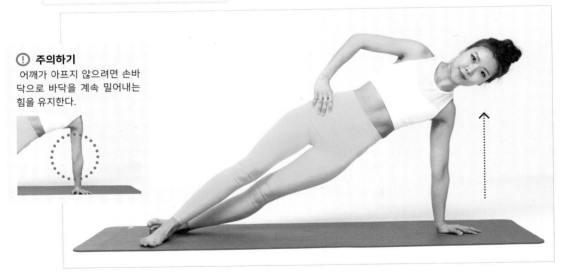

1. 인어처럼 옆으로 앉아 손바닥으로 바닥을 밀고 엉덩이를 번쩍 들어올린다. 오른다리는 왼다리 앞에 내려놓고 오른팔은 골반 옆에 올려놓는다.

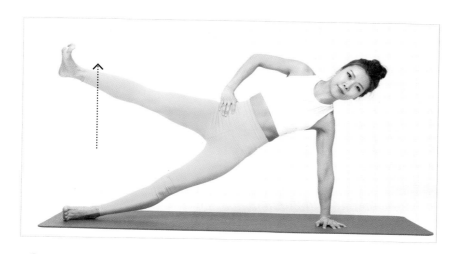

숨을 마시고 내쉬며 오른다리를 골반높이로 들어올린다.

TIP.
어깨에 무리가 간다면 팔꿈치를 접어 동작을 실시한다. 사이드 플랭크에 익숙해진 후에 다리를 들어 올리는 운동으로 넘어가는 것이 좋다.

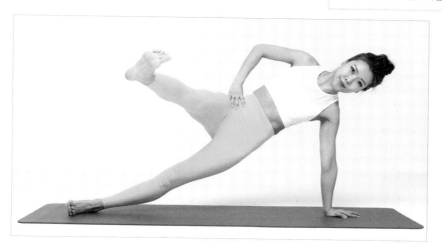

(!) **주의하기**
다리를 앞뒤로 보낼 때 엉덩이에 힘을 주어 버티고 몸통이 흔들리지 않도록 주의한다.

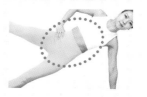

숨을 내쉬며 다리를 천천히 들어 발의 아치를 당겨 앞으로 찬다.

군살을 빼는 월화수목금

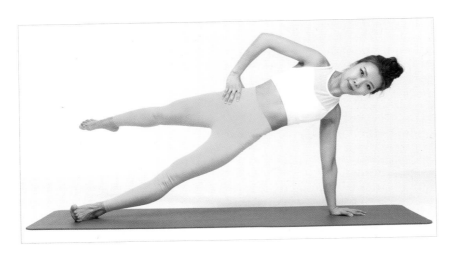

4. **숨을 마시며** 발바닥으로 공기를 쓸어 담듯 발 모양은 포인하여 뒤로 찬다.
반대쪽도 같은 방법으로 반복한다.

TIP. **포인이란?**
엄지발가락을 최대한 앞쪽으로 밀어주는 발 동작
이다.

허벅지 안쪽 운동

너덜너덜한 허벅지 안쪽 살을 없애려면 이 동작을 해줍니다. 폼롤러를 몸으로
누르고 다리에 벽돌을 올려놓았다고 생각하며 들어 올리는 운동입니다. 허벅지
안쪽 근육에 충분히 자극을 줍니다.

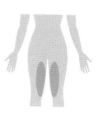

☑ **POINT**

허벅지 위에 무거운 벽돌이 있다
생각하고 다리를 들어 올린다.

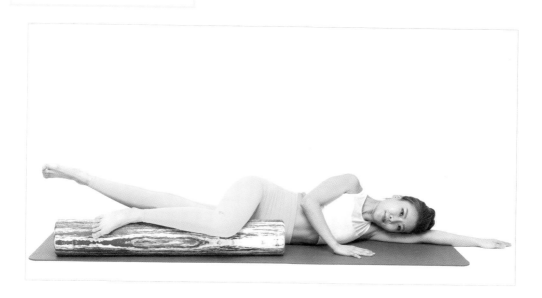

폼롤러를 세로로 내려놓고 오른다리를 폼롤러 위에 올린다.
숨을 내쉬며 아래쪽에 있는 다리에 무거운 벽돌이 있는 것처럼 느끼며 하늘 위
로 올리며 반복해준다.

종아리 폼롤러 마사지

20~30회

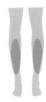

오랜 시간 서있거나 힐을 자주 신는다면 종아리 알이 생기기 쉽습니다. 툭 튀어
나온 종아리 알이 보기 싫다면 이 동작으로 풀어줍니다. 폼롤러 위에 다리를 올
려 굴리면서 종아리를 마사지해줍니다.

☑ **POINT**
자가근막이완에 도움을 주는 동작
이다.

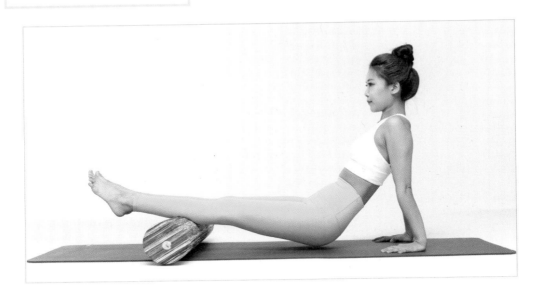

1. 바닥에 가로로 내려놓은 폼롤러 위에 종아리를 올려놓는다.

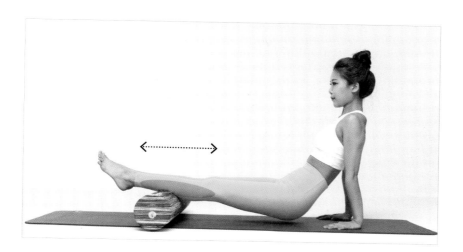

2. 손바닥을 엉덩이 뒤로 보낸 후 엉덩이는 살짝 띄운 상태에서 천천히 폼롤러를 굴려 마사지해준다.

》 난이도 높이는 법

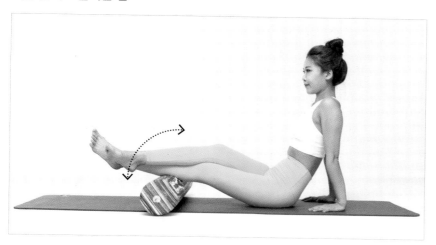

한쪽 다리를 반대쪽 다리 위에 올려 무게를 더해 마사지해준다.

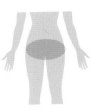

힙 써클

20~30회

고관절을 스트레칭 해주는 동작으로 골반의 통증을 잡아주는 좋은 운동입니다. 폼롤러를 사용해 다리를 뻗었다가 돌아올 때 발과 다리 모양을 잘 보고 따라 해 주세요. 하체 운동을 하기 전에 꼭 해주면 좋은 스트레칭입니다.

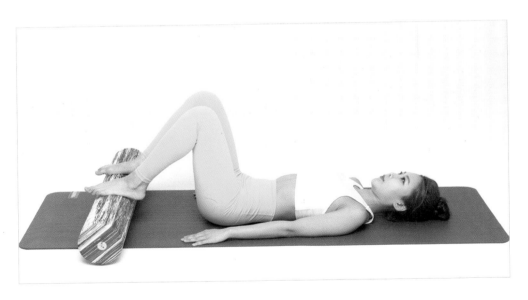

바르게 누운 상태에서 무릎은 세우고 발바닥 아래에 폼롤러를 내려놓는다.

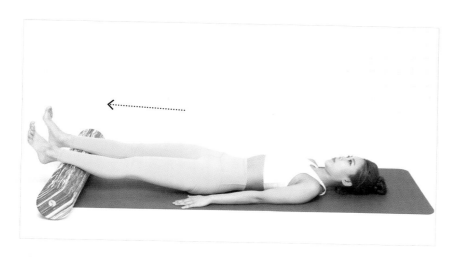

숨을 마시며 천천히 발바닥으로 폼롤러를 밀면서 다리를 길게 쭉 뻗어
준다.

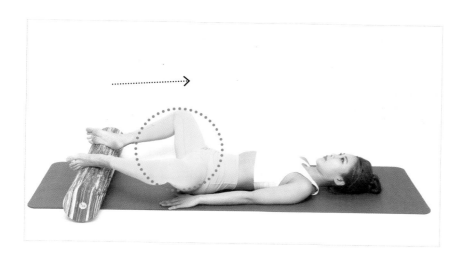

숨을 내쉬며 발바닥이 서로 마주 보도록 한 상태로 폼롤러를 내 몸 가
까이 끌고 온다. **숨을 마시고 내쉬며** 반복한다.

> TIP.
> 3번 자세에서 다리를 다이아몬드 모양으로 만들고
> 양 무릎을 바닥으로 눌러 골반이 더 열릴 수 있게 해
> 준다.

다리로 숫자 4 만들기

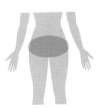

다리가 저리고 아플 때는 엉덩이 주변 근육과 이상근을 스트레칭 해줍니다. 특히 좌골(앉았을 때 바닥에 닿는 뼈) 통증을 개선시켜 주고 허리 통증을 잡는 데도 도움을 줍니다.

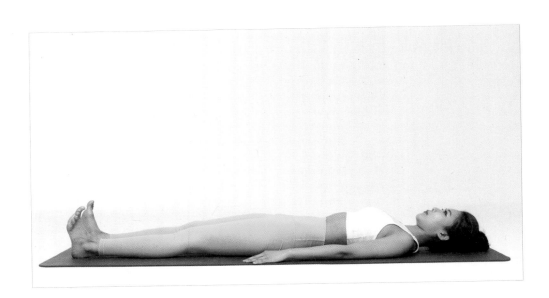

1. 바르게 눕는다.

> **TIP.** 이상근?
> 이상근이라는 근육은 엉치뼈에서부터 허벅지까지 이어져 있는 엉덩이 부위의 근육이다. 다리가 저리고 아플 때 이상근을 풀어주면 좋다.

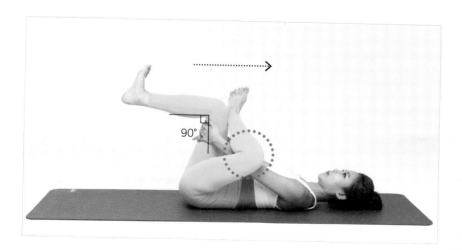

⊙ **주의하기**
골반이 틀어진 상태에서 동작
을 하지 않도록 주의한다.
꼬리뼈가 뜨지 않는 범위 내에
서 한다.

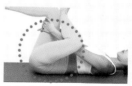

⊙ **주의하기**
어깨가 말리지 않도록 날개뼈
를 최대한 바닥으로 누른다.

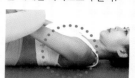

2. 왼다리를 오른다리의 허벅지 위에 올리고 오른다리는 90도로 접어 몸 가
까이로 끌고 온다.

》》 난이도 높이는 법
팔꿈치로 허벅지 위에 접어 올린 다리를 밀어 이
상근에 더 자극을 준다.

중심을 잡는 토일

147

누워서 다리 밀기

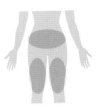

복부 운동할 때 허리가 아프다면 이 운동을 해보세요. 침대에 누워서도 하복부에 자극을 주는 운동입니다. 무릎을 끝까지 다 펴는 것을 목표로 삼아 천천히 다리를 밀어줍니다.

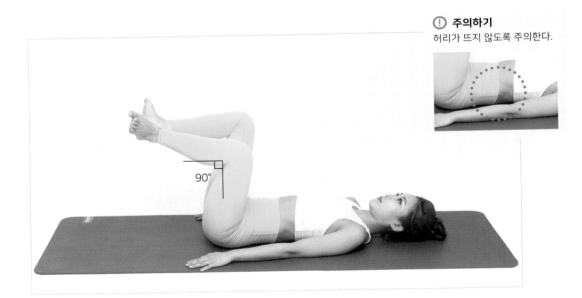

주의하기
허리가 뜨지 않도록 주의한다.

90°

바른 자세로 누워 발뒤꿈치는 붙이고 다리를 90도로 접어 들어 올린다.

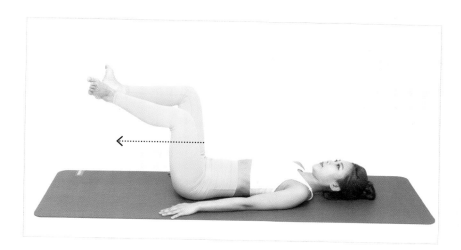

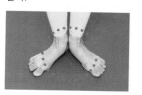

⚠ **주의하기**
발뒤꿈치가 떨어지지 않도록
한다.

숨을 내쉬며 천천히 발바닥을 앞으로 민다는 느낌으로 다리를 천천히 펴
준다.

숨을 마시며 돌아왔다가 미는 것을 반복한다.

❯❯ 난이도 높이는 법

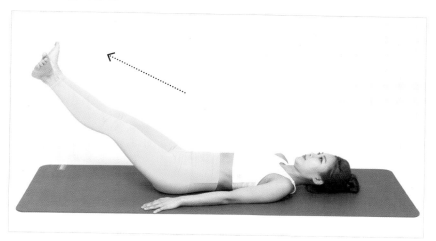

무릎이 다 펴질 때까지 쭉 밀어준다.

긴 장 을   놓 지   않 는   일 상

149

걸레질 사이드 런지

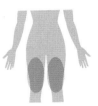

10~20회
3세트

허벅지의 근력과 엉덩이의 근육을 강화시켜주는 동작으로 허벅지 전체에 자극을 주어 지방을 다 불태워 버릴 수 있는 운동입니다. 미끄러울 수 있으니 멀리 뻗는 쪽에만 양말을 신거나 수건을 깔고 동작을 해줍니다.

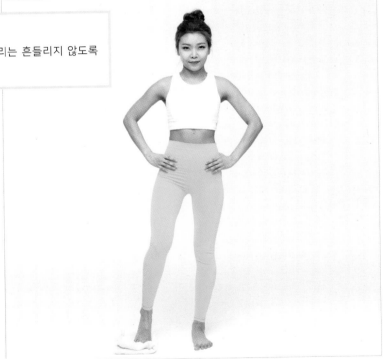

☑ **POINT**
구부린 다리는 흔들리지 않도록
버틴다.

1. 양말을 신거나 발바닥 아래 수건을 깔고 시작한다.

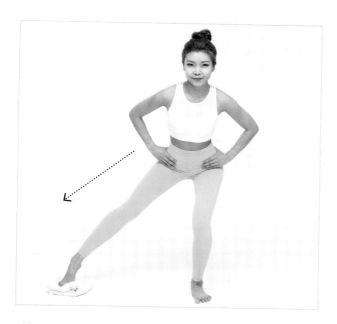

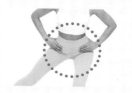

⚠ **주의하기**
다리를 구부렸을 때 골반과 엉덩이가 틀어지지 않도록 주의한다.

2. 다리는 골반넓이나 어깨넓이로 벌리고 왼다리를 살짝 구부린다.
숨을 내쉬며 오른다리를 옆으로 길게 뻗었다가 돌아온다.

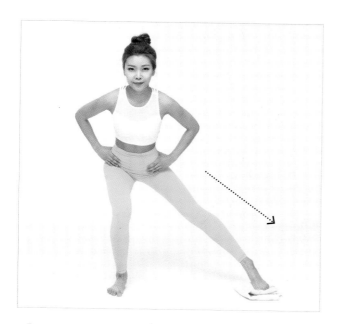

3. 반대쪽도 같은 방법으로 해준다.

10~20회
3세트

전신 근력 향상에 도움이 되며 팔근육을 강화시키는 운동입니다. 상체를 들어 올려 버티는 데 집중합니다. 팔로 몸의 무게를 버티려고 하면 손목이 아플 수 있으니 엉덩이에 힘을 주어 상체를 들어 올립니다. 푸쉬업을 하기 어렵다면 자세를 유지하고 버티는 것부터 시작합니다.

> ☑ **POINT**
> 엉덩이에 힘을 주며 몸통을 들어
> 올리고 계속 힘을 주어 버틴다.

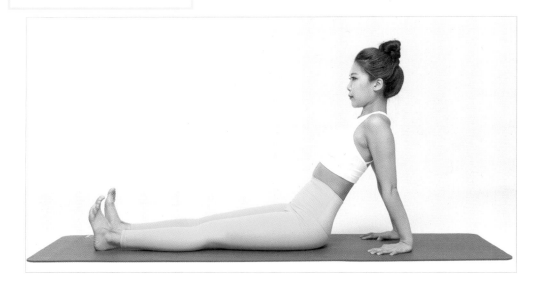

바르게 앉은 상태에서 손은 엉덩이 뒤로 보내고 손가락은 엉덩이 쪽으로 둔다.

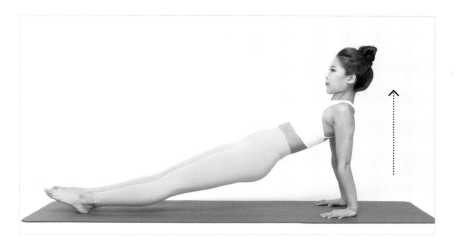

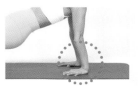

(!) 주의하기
팔에만 체중을 실으면 손목이 아
플 수 있으니 주의한다.

숨을 내쉬며 손바닥으로 바닥을 밀며 몸을 바닥에서 띄운다.

> **TIP.**
> 푸쉬업이 어렵다면 몸을 바닥에서 띄워 버티는 것을
> 먼저 해준다.

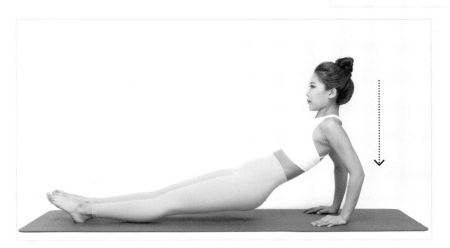

(!) 주의하기
목이 앞뒤로 꺾이지 않도록 한다.

숨을 마시며 팔꿈치가 벌어지지 않게 하고 **숨을 내쉬며** 팔을 접어 푸쉬업
을 해준다.

상체 들어 한 다리씩 들어올리기

10~20회
3세트

전신근력 향상과 대퇴부를 강화시킬 수 있는 운동입니다. 상체를 들어 올려 버티는 상태에서 한 다리씩 위아래로 들었다가 내립니다. 다리를 들어 올릴 때 엉덩이에 힘을 주어 균형을 잡아줍니다.

☑ **POINT**

엉덩이에 힘을 주며 몸통을 들어 올리고 계속 힘을 주어 버틴다.

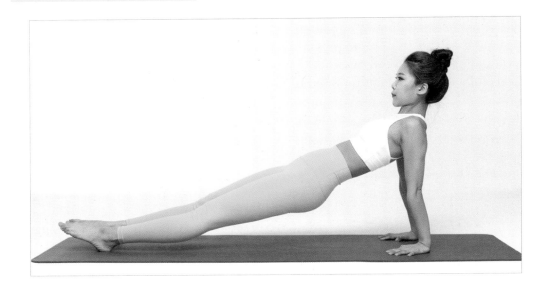

1 **숨을 내쉬며** 손바닥으로 바닥을 밀어 몸을 띄운다.
(152쪽 시작 자세 참고)

154

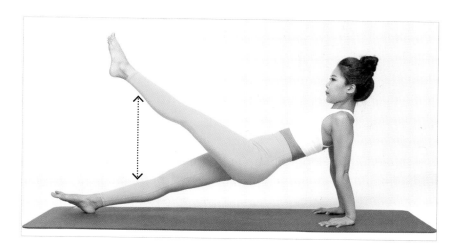

숨을 마시고 내쉬며 한쪽 다리를 높게 들어 올렸다가 내린다.

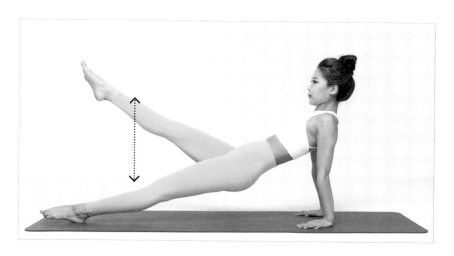

반대쪽도 같은 방법으로 반복한다.

① **주의하기**
팔에만 체중을 모두 실으면 손목
이 아플 수 있으니 엉덩이에 힘을
주어 균형을 맞춘다.

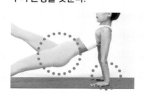

긴 장 을 놓 지 않 는 일 상

155

운동 루틴 표

일주일 동안 어떤 운동을, 어떻게 했는지 적어주세요. 운동에 익숙해진 자신을 만나게 될 것입니다.

	1주차	2주차	3주차	4주차
월				
화				
수				
목				
금				
토				
일				
메모				

운동 루틴 체크리스트

운동을 한 날에 체크 해주세요. 운동습관을 만드는데 도움이 됩니다.

	1주차							2주차							3주차							4주차						
	M	T	W	T	F	S	S	M	T	W	T	F	S	S	M	T	W	T	F	S	S	M	T	W	T	F	S	S
첫번째 달																												
두번째 달																												
세번째 달																												
네번째 달																												
다섯번째 달																												
여섯번째 달																												

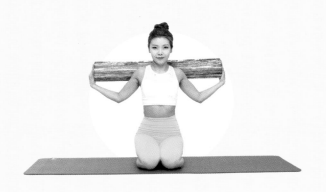